ÉTUDE CRITIQUE

SUR

LES FRONTIÈRES

DE

L'ÉRYTHÈME POLYMORPHE DE HÉBRA

PAR

Le Docteur G. BRAC

ANCIEN INTERNE DES HOPITAUX DE PARIS

PARIS

VIGOT FRÈRES, ÉDITEURS

23, PLACE DE L'ÉCOLE-DE-MÉDECINE, 23

1912

AF318977

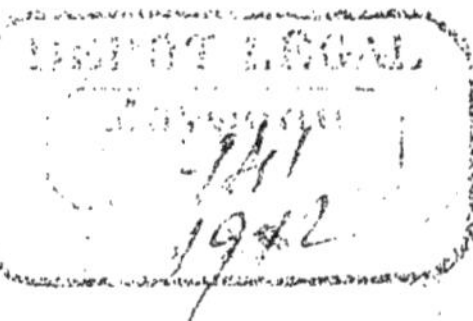

8 : T 130
472 d

ERRATUM

L'Observation X de la page 107 Herpès iris (Erythème hydroa) fait partie des Observations-Types A. Erythème polymorphe et doit figurer page 89 avant : B. Dermatites polymorphes douloureuses aiguës.

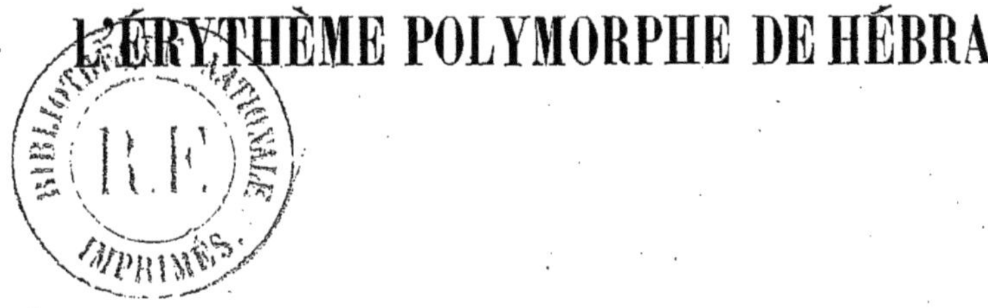

ÉTUDE CRITIQUE

SUR

LES FRONTIÈRES

DE

L'ÉRYTHÈME POLYMORPHE DE HÉBRA

ÉTUDE CRITIQUE

SUR

LES FRONTIÈRES

DE

L'ÉRYTHÈME POLYMORPHE DE HÉBRA

PAR

Le Docteur G. BRAC

ANCIEN INTERNE DES HOPITAUX DE PARIS

BIBLIOTHÈQUE NATIONALE
R.F.
IMPRIMÉS

PARIS

VIGOT FRÈRES, ÉDITEURS

23, PLACE DE L'ÉCOLE-DE-MÉDECINE, 23

1912

A MES MAITRES
DANS LES HOPITAUX D'ANGERS
1902-1904

A MES MAITRES
DANS LES HOPITAUX DE PARIS
1904-1912

A MON MAITRE ET PRÉSIDENT DE THÈSE

M. le Professeur THOÏNOT

Chevalier de la Légion d'Honneur
Membre de l'Académie de Médecine
Médecin de l'Hôpital Laënnec.

*Témoignage de reconnaissance et de
respectueux attachement.*

ÉTUDE CRITIQUE

LES FRONTIÈRES

DE

L'ÉRYTHÈME POLYMORPHE DE HÉBRA

INTRODUCTION

« Au Congrès de Vienne, 1892, le professeur Hardy, faisant un appel à la bonne volonté des dermatologistes, les adjurait de se mettre d'accord sur la terminologie dans leur conception et leur énoncé des dermatoses. Il insistait sur la nécessité d'une bonne classification, qui pût servir de base définitive et sûre aux travaux ultérieurs. » Vingt années ont passé, et malgré l'opportunité manifeste de son vœu malgré aussi les égards et le respect qui l'accueillirent, l'étude des dermatoses reste encore imprécise sur bien des points ; et les classifications ne sont et ne peuvent être pour beaucoup d'entre elles, qu'à l'état d'essai provisoire. Quoi de plus naturel, en effet ? Tout le monde aujourd'hui, après Alibert, s'accorde à reconnaître, que pour édifier en nosographie des groupements rationnels, dans la multiplicité des états morbides, il est nécessaire de tenir compte de tous les éléments qui les constituent, de tous les caractères qui les distinguent, et des conditions qui les commandent. Comme lui, tous estiment qu'une classification des dermatoses devrait pouvoir reposer à la fois, sur l'aspect morphologique des lésions, leur nature exacte connue par les données de l'anatomie pathologique, leur évolution propre à chacune d'elles, et plus encore sur la connaissance de leurs causes premières. C'est devant l'impossibilité de réaliser un programme aussi vaste que séduisant, que les auteurs après lui, ont recherché dans l'étude des causes, le critérium qui leur permît de grouper dans l'ordre évidemment le plus logique, tant de faits demeurés jusque-là non classés. Les découvertes pasteuriennes, soit en pénétrant la nature intime de beaucoup d'entre elles, soit en donnant une méthode de recherches qui devaient être des plus fructeuses, avaient permis de classer beaucoup d'entre elles, sous un vocable et dans un chapitre nettement définis en pathologie générale, autant qu'en dermatologie proprement dite. La tuberculose, la lèpre d'abord, puis la syphilis reçurent leur véritable sanction en tant qu'entités morbides ; et la découverte de l'agent producteur de lésions aussi disparates, en apparence irréductibles au premier abord, avait permis de les grouper sous un chef commun, nettement isolé d'autres affections, similaires dans leur aspect objectif, mais imputables à des facteurs différents.

Cependant, à côté des affections aujourd'hui bien établies comme entités morbides, que d'inconnu plane encore sur tout un groupe de faits de la dermatologie, et non le moindre, au sujet desquels nous devons jusqu'à ce jour nous contenter d'hypothèses rationnelles peut-être, mais scientifiquement insuffisantes.

Il en est résulté dans la classification des dermatoses de véritables difficultés, tenant : les unes aux caractères communs retrouvés dans des affections apparemment très éloignées les unes des autres ; d'autres à la multiplicité des modalités cliniques qu'un même état peut affecter suivant certaines conditions, variables avec les individus eux-mêmes ; d'autres enfin et surtout à la part importante que prennent dans le déterminisme des états morbides, les prédispositions et réactions individuelles, susceptibles d'imprimer à chaque cas en particulier, un caractère propre.

Ce sont ces faits sur lesquels depuis de nombreuses années s'est étendue avec prédilection notre maître le Dr Brocq ; c'est à leur sujet qu'il écrivit, en 1893, une remarquable étude apparaissant comme une réponse à l'invite de M. le professeur Hardy. C'est pour les avoir considérés longuement qu'il en vint à conclure à l'impossibilité d'une classification rigoureuse faite de cadres étroits et fermés, et à la conception pour la première fois énoncée des faits de passage. *Natura non facit saltus!* Plus que tout autre, jusqu'alors, il comprit la réalité, en pathologie cutanée, de ce vieil aphorisme scientifique énoncé par Leibniz : il reconnut par une longue observation des réactions morbides, que la nature, déviée, non plus que la nature productrice des types normaux, ne crée ni espèces ni genres absolument tranchés, et qu'entre eux quelque intermédiaire toujours se retrouve ou doit exister du moins, qui les relie l'un à l'autre.

Pour lui tant d'affections, disons mieux, de syndromes, considérés jusqu'alors comme des véritables états morbides aux limites bien tranchées, devaient perdre de ces limites trop faciles à établir, sans le contrôle d'une étiologie dûment éprouvée, et il édifiait sa grande famille des réactions cutanées, aux limites imprécises peut-être, mais plus conformes aux faits de la nature, et à l'observation clinique.

Les eczémas et le psoriasis allaient perdre leur place dans les entités morbides, où rien jusqu'à ce jour ne permet de les grouper. Leur cadre pouvait, dès lors, et devait s'élargir pour recevoir des faits demeurés inclassés, et par conséquent gênants. N'était-ce pas rendre à la nature ses droits, que de soumettre à ses caprices multiples, des cadres forcément artificiels, plutôt que de l'enfermer elle-même dans des limites factices.

Est-ce à dire qu'une semblable méthode en ouvrant la porte à l'arbitraire et aux subtilités, condamnait la nosologie de ces faits à l'imprécision? Non certes. Décrire des faits cliniques, longuement et prudemment observés, les comparer entre eux, choisir les plus typiques et les plus simples, tel devait être son souci, pour en constituer les points extrêmes ou mieux majeurs, dans un département donné des manifestations morbides, autour desquels il fût toujours possible de grouper suivant les affinités et parentés cliniques plus ou moins manifestes les faits morbides moins précis.

Aussi bien, puisque dans l'état actuel de la science, nous ne pouvons encore arriver à pénétrer la genèse de ces dermatoses, auxquelles il nous faut jusqu'à plus ample inventaire, refuser la place parmi les entités morbides, du moins certains auteurs se sont-ils efforcés de tout temps de préciser les recherches données par la clinique, et de puiser dans les caractères objectifs des états morbides, les bases d'une classification rationnelle.

C'est ainsi que les eczémas, le psoriasis, les dermatites exfoliatives généralisées représentent aujourd'hui des types réactionnels bien définis, et vraisemblablement définitifs, dont les frontières toutefois ne sont plus exclusives. Loin de là, des caractères communs retrouvés chez ces différents types ont permis de soupçonner d'abord, puis de déceler des faits de passage manifestes, établissant une parenté certaine entre eux, rendue plus évidente encore par l'étude des anciennes séborrhéides, empruntant les aspects, ici de l'eczéma séborrhéique vrai, là du pityriasis simple.

Il en est de même quand on s'adresse à l'immense groupe des affections érythémateuses et bulleuses; et c'est pour avoir méconnu ces lois générales de la nature, que certains auteurs semblent avoir erré pendant longtemps dans l'appréciation de certains faits, au sujet de la place à assigner à certaines affections, présentant à la fois de l'érythème et des formations vésiculo-bulleuses.

Depuis le jour où les observateurs ont remarqué qu'entre l'érythème auquel Hébra devait donner une description magistrale et précise, et le pemphigus, il existait des formes vésiculeuses et bulleuses, qui ne pouvaient être dûment rattachées ni à l'érythème polymorphe, ni au pemphigus, les conflits n'ont cessé de surgir entre les auteurs, et de les séparer: les uns forçant le cadre de leurs descriptions pour y faire rentrer des faits assez distincts ; les autres, oubliant peut-être, méconnaissant parfois, certains faits trop gênants, qui ne pouvaient longtemps cependant demeurer dans l'ombre. Le temps a fait justice de ces hésitations et de ces difficultés, et il nous a paru intéressant d'apporter par ce travail, le modeste contingent de nos observations et de nos études, sur les limites à donner à l'un des grands syndromes, un des mieux individualisés dans son aspect clinique par son auteur, et auquel bien des additions, à tort selon nous, ont été faites, depuis sa constitution par le maître de l'école de Vienne.

CHAPITRE PREMIER

De l'érythème polymorphe de Hébra
Des additions qui lui furent faites en France

Les manifestations cutanées de l'érythème polymorphe
sont connues depuis longtemps, et l'on retrouve dans
Willan, disséminés dans son étude des érythèmes, les
différents éléments de ce syndrome. Pendant plusieurs
générations, les auteurs se sont efforcés, par une analyse
subtile des faits, à multiplier les variétés et les genres, et
les six catégories willaniques furent peu à peu triplées.
Les auteurs distinguaient ainsi, dans le seul érythème qui
nous intéresse, l'*erythema lœve*, l'*erythema marginatum*,
papulatum, *tuberculatum*, *nodosum*, *iris*, *annulare*, *gyratum*, etc.

Dans une étude importante sur les érythèmes, Bazin
fait la critique des classifications antérieures : il reproche
aux willanistes de confondre la lésion et le symptôme, et
de n'admettre dans l'érythème que des variétés fondées
sur les considérations extérieures d'aspect, de durée et
de marche. Il pose les bases de sa classification pathogénique, et réunit sous le nom d'arthritides érythémateuses,

l'érythème papuleux, l'érythème noueux, l'érythème tuberculeux, l'érythème circiné, marginé et même l'urticaire,
cnidosis, et il décrit encore comme arthritides, un hydroa, un
pemphigus et d'autres dermatoses, perdues au milieu
d'affections à évolution différente, et sans connexion morphologique acceptable.

Le grand chef de l'École de Vienne, Hebra, sans nul
souci de la question pathogénique, et basant sa classification uniquement sur l'anatomie des lésions, rattache
toutes ces formes éruptives, à son érythème exsudatif non
contagieux, établit le lien de parenté qui les unit, et constate que ces différentes formes d'érythème, décrites sépa-
rément dans les traités classiques, ne répondaient en rien
à des affections différentes.

Il pense en effet que l'*erythema papulatum* de Willan,
l'*erythema tuberculatum* du même auteur, l'*erythema annulare* de Biett, l'*erythema iris* de Rayer, et l'*erythema gyratum* de Frichs, ne sont que des formes de la même maladie à ses différentes périodes ; et il décrit un syndrome
ayant pour lui, la valeur d'une entité bien nettement
définie, dont la description est demeurée classique, malgré les additions qui lui furent faites dans la suite.

« L'efflorescence consiste en papules ou tubercules
« aplatis, d'une teinte bleu sombre ou rouge brun, dont la
« grosseur varie de celle d'une lentille à celle d'une fève.
« Leur nombre n'est pas le même dans les différents cas.
« La peau immédiatement adjacente est rouge lors de
« leur apparition, mais cette coloration tient tout sim-
« plement à l'injection vasculaire, persiste peu de temps,
« disparaissant au plus tard dans l'espace de vingt-qua-

« tre heures. Quand elle cesse ainsi, cette rougeur hyper-
« témique ne laisse après elle aucune pigmentation, et
« les papules et les tubercules, qui sont d'un rouge som-
« bre, deviennent encore plus facilement visibles qu'ils
« ne l'étaient auparavant.

« Dans les cas les plus légers, les papules ou tubercules
« correspondant à l'*erythema papulatum* et à l'*erythema
« tuberculatum* persistent seulement quelques jours. Ils
« surviennent aux doigts et ils ressemblent alors beaucoup
« aux engelures, et ils ne laissent après leur disparition
« qu'un léger dépôt pigmentaire.

« Si la maladie persiste plus longtemps, les tubercules
« s'aplatissent, leur coloration rouge s'étend aux parties
« adjacentes de la peau, et disparaît au centre. Un cercle
« rouge se forme aussi autour de chaque papule ou tuber-
« cule. Cette modification constitue l'*erythema annulare*.

« D'autres fois, cependant, le centre de cet anneau est
« indiqué par une plus petite capsule ; ou bien encore un
« second anneau peut se développer autour du premier,
« et à une petite distance ; ainsi, on observe soit un petit
« anneau avec une papule à son centre, soit deux cercles
« concentriques. Ces efflorescences caractérisent l'*ery-
« thema iris*.

« Dans quelques cas, l'affection arrive à son terme,
« après avoir subi ces transformations. Sa durée alors est
« très courte ; la rougeur des anneaux disparaît successi-
« vement, et en laissant seulement après sa disparition
« une légère pigmentation.

« Dans d'autres circonstances, cependant, les cercles
« formés par les tubercules que j'ai décrits plus haut ne

« blanchissent ni ne s'effacent aussi rapidement, mais
« s'étendent d'abord par leur périphérie. Ainsi les diffé-
« rents anneaux primitivement isolés se rapprochent les
« uns des autres, se touchent et en dernier lieu se con-
« fondent. De cette manière il se forme des lignes sinueu-
« ses résultant de la réunion des segments de plusieurs
« anneaux ; et c'est à cette efflorescence qu'on a donné
« le nom d'*erythema gyratum seu marginatum*. Après un
« intervalle de temps plus ou moins long, ces anneaux
« cessent enfin de s'étendre, leur coloration rouge dimi-
« nue graduellement ; la maladie se termine sans donner
« lieu à d'autres changements pathologiques, et elle est
« suivie d'une desquamation et d'un dépôt pigmentaire
« peu prononcés.

« Il résulte donc de la description qui précède, que
« l'*erythema papulatum* représente la phase la plus légère,
« et l'*erythema gyratum* le degré le plus élevé dans le
« développement de cette affection. Aussi, suivant l'épo-
« que à laquelle le même malade sera soumis à l'obser-
« vation médicale, on pourra diagnostiquer soit un *ery-*
« *thema papulatum*, soit un *erythema annulare*, soit un
« *erythema gyratum*. Il est facile de comprendre comment
« les dermatologistes qui ont observé de tels cas seule-
« ment à certaines périodes, avaient supposé qu'ils se rap-
« portaient à des espèces différentes, tandis que, quand
« on les étudie cliniquement, on doit adopter une manière
« de voir, c'est-à-dire être convaincu qu'ils sont tous iden-
« tiques.

« Dans quelques circonstances, on voit apparaître
« simultanément avec cette forme d'érythème des érup-

« tions de même nature, avec la seule différence qu'elles
« sont vésiculeuses. Elles ont été, en conséquence, clas-
« sées par Willan sous le nom d'*herpès*. Il est toutefois
« impossible de ne pas admettre que l'*herpès iris* et l'*her-*
« *pès circinatus* tiennent aux mêmes causes que l'*erythema*
« *iris* et l'*erythema annulare*, et qu'ils diffèrent seulement
« en ce que, dans la première de ces deux maladies, les
« vésicules qui se développent ont une marche aiguë et
« rapide, sont réunies par groupe et autour d'un centre
« commun. Tous les autres caractères sont les mêmes dans
« les deux classes d'affections, et l'opinion exprimée il y
« a longtemps par Rayer que l'*erythema iris* et l'*herpès*
« *iris* sont de simples modifications d'une seule maladie,
« est parfaitement exacte. »

Les auteurs qui ont écrit après Hebra sur l'érythème
polymorphe, depuis Kaposi jusqu'à Lewin, n'ont que peu
ajouté à la description du maître ; et fidèles au principe
de l'Ecole, ils ne s'arrêtèrent qu'à la lésion locale, sans
se préoccuper beaucoup de la cause qui ne laissait de
demeurer obscure. C'est en France que la réaction contre
la théorie rhumatismale de l'érythème polymorphe, soutenue par Bouillaud, Bazin, tenta depuis de le ranger
parmi les maladies générales.

En 1884, dans une thèse remarquable publiée sous l'influence directe de l'éminent Besnier, le Dr de Molènes-
Mahon s'attache à reprendre les théories pathogéniques
quelque peu délaissées. Il essaie de prouver que l'érythème
polymorphe est une maladie générale ; il l'atteste par les
troubles généraux, analogues à ceux que l'on observe
dans toutes les pyrexies graves, à un degré variable du

reste, et sur lesquelles Hebra était demeuré presque silencieux. Il invoque aussi les manifestations viscérales, et les complications possibles, liées au siège de l'éruption sur un organe interne, ou à l'infection générale de l'économie : angine, broncho-pneumonie, endocardite, pseudo-rhumatismes, etc., mais élargissant le cadre de l'érythème polymorphe tel que l'avait décrit Hebra, il apporte à l'appui de sa thèse, de nombreuses observations où figurent des éruptions vésiculo-bulleuses, ici discrètes et accessoires, là survenant comme un phénomène majeur du *pemphigus aigu*, il dit que l'on a décrit sous ce nom entre autres affections bulleuses, certain cas d'*herpès iris*, dans lequel des vésicules se transforment en bulles.

Par ailleurs de Molènes ne fut pas le premier à donner tant d'extension à l'érythème polymorphe : en 1880, Nodet essayant de classer les éruptions bulleuses spontanées, faisant une classe à part des dermatoses bulleuses par accident, dont l'érysipèle bulleux est le type, oppose aux affections *pemphigineuses* les affections *pemphigoïdes*. Aux premières (pemphigus chronique et pemphigus aigu) il attribue la bulle née sur peau saine ou mieux sur une simple macule congestive qu'elle recouvre exactement. Aux affections pemphigoïdes, il attribue la bulle née sur une plaque œdémateuse congestive, ou sur une inflammation vésiculeuse, dont elle n'est que l'exagération, et il fait de ces dernières une modalité extrême de l'érythème polymorphe. Mais de Molènes fut plus catégorique : avec Hébra il nie le pemphigus aigu, et fait rentrer la grande majorité des cas ainsi étiquetés, non plus comme Hébra, dans cinq ou six classes dermatologiques différentes, mais dans

le seul groupement de l'érythème polymorphe bulleux.
Il critique la distinction trop schématique de Nodet, qui
lui semble exagérée, et l'accuse d'avoir étiqueté pemphigus aigu des cas qui n'étaient que de l'érythème bulleux.
« Dans la plupart des cas, dit-il, observés par nous ou
signalés par les auteurs, on constate que sur le même
sujet, la bulle en certains points recouvre sa base rouge,
en d'autres bien plus nombreux, repose sur cette base œdémateuse rouge vineuse, qui la déborde quelquefois considérablement, et lui forme une auréole plus ou moins
étendue ; et sur cette base apparaissent souvent des papules ou des vésicules nouvelles, disposées plus ou moins
régulièrement à la périphérie. Parfois enfin, dans les cas
étendus et graves, des bulles se montrent à l'état, isolées,
indépendantes, rares, ne reposant sur aucune base ; et
l'on ne doit pas conclure de l'apparition de ces quelques
bulles, isolées, sans base érythémateuse, à l'existence
d'un pemphigus aigu véritable ; car elles existent toujours avec d'autres bulles à large base érythémateuse,
accentuant ainsi nettement le caractère polymorphe de
l'éruption. » En outre, « c'est l'observation, non d'un phénomène isolé, mais de l'ensemble des symptômes qui doit
guider le médecin dans la recherche d'un diagnostic rai-
sonné. Dans la maladie que nous décrivons, ces bulles ou
plutôt les phlyctènes isolées, sont très peu nombreuses, tandis que les phénomènes généraux, les autres lésions cutanées caractéristiques se présentent toujours identiques à
eux-mêmes, et ne permettent pas de donner à ces quelques bulles isolées une importance qu'elles ne méritent
point. » « L'érythème polymorphe, bulleux, ajoute-t-il,

existe soit isolé, soit associé à d'autres manifestations cutanées de l'érythème polymorphe. Son existence, fréquemment isolée, en l'absence de manifestations cutanées autres
que la tache érythémateuse, sur laquelle apparaît la bulle,
explique comment les auteurs qui ont le mieux décrit l'érythème polymorphe, G. Lewin-Kulhn, Senator, Behrend,
Pick, Hébra lui-même, ont à peine compris la forme bulleuse dans leur description. »

Y avait-il dans la description limpide et complète
donnée par le grand maître de l'École de Vienne, place
pour une interprétation aussi large ? Nous le croyons pas.
Celle-ci pût-elle s'autoriser d'une omission involon-
taire ? Moins encore. Car il est expressément noté dans
Hebra, que la caractéristique de son type clinique, est la
subordination absolue d'une modalité éruptive à la suivante, selon une série ininterrompue, s'étendant de *l'érythème simple à l'érythème vésiculeux*, l'épiderme pouvant
être soulevé par un peu de sérosité transparente. Nulle
part on ne trouve la *bulle* apparaissant comme formation
isolée et survenue d'emblée.

Une barrière était ainsi créée entre les conceptions de
l'École de Vienne, et les conceptions de l'École française,
qui peu à peu devait suivre la pente où elle était entrée,
et rapporter aux érythèmes polymorphes de Hebra
toutes les dermatoses vésiculo-bulleuses, dans lesquelles
on observe un élément érythémateux quelconque, alors
qu'à côté des plaques d'érythème, la bulle se forme d'emblée sur peau saine.

CHAPITRE DEUXIÈME

Apparition de la dermatite herpétiforme de Duhring et des dermatites polymorphes douloureuses de Brocq.

Les conclusions trop exclusives de Nodet, et les correctifs qu'y avait apportés le travail du Dr de Molènes, malgré leur tendance à devenir rapidement classiques en France, ne laissèrent pas de jeter sur la conception des affections bulleuses à cette époque, une grande confusion. Où devait s'arrêter l'érythème polymorphe pour ces auteurs ? Où devait commencer le pemphigus ? Voilà ce que l'on ne précisait pas bien ; et l'on parlait pourtant de l'érythème polymorphe comme entité morbide, du pemphigus comme d'une affection, nettement définie par la production de bulles nées sur peau saine. Poussant à l'extrême les conclusions de de Molènes, il n'était pas irrationnel de considérer le pemphigus chronique comme constitué d'une série de poussées aiguës, réductibles au type plus ou moins altéré de l'érythème polymorphe à bulles, dans lequel l'élément érythémateux fût réduit au minimum ; et n'envisageant que la lésion seule, l'on devait

regarder comme très juste, cette opinion de quelques
dermatologistes, de Hardy, en particulier, qui voyaient
dans l'ensemble de ces lésions exsudatives, comme une
chaîne ininterrompue dont l'érythème simple formerait
un chaînon extrême, tandis que le pemphigus figurerait
à l'autre extrémité. Nous verrons que cette opinion mérite
d'être retenue ; mais en réalité les choses n'étaient pas
aussi simples qu'on le pensait alors.

Ainsi que le faisait remarquer Brocq dans son étude
de 1888, les difficultés auxquelles se heurtaient les auteurs
à cette époque, venaient de ce qu'ils se renfermaient dans
le cercle trop étroit de la lésion cutanée considérée en
elle-même, oubliant trop les travaux, si dignes d'attention, de Bazin.

Ces faits qu'Hebra avait groupés dans son érythème
polymorphe, Bazin les avait déjà décrits dans ce qu'il
appelait ses *arthritides érythémateuses*, les opposant à ses
arthritides bulleuses, et ses travaux, pour être un peu
délaissés chez nous, ne laissaient pas de devenir pour
l'attention et sous la plume des dermatologistes à l'étranger, un thème d'observations nouvelles, et de sensation-
nelles découvertes.

De nombreux auteurs estimaient qu'il fallait isoler un
groupe de faits intermédiaires à l'érythème polymorphe
de Hebra, tel qu'il l'avait décrit, et au pemphigus chronique vrai ; mais ils décrivaient sous des noms différents
des affections de même nature suivant leur conception
personnelle : toutes affections vésiculeuses et bulleuses
que Bazin avait décrites sous le noms d'*hydroa*, Gibert
sous le nom d'*herpès phlycténoïdes*, et que plusieurs

auteurs anglais, ajoutant à leur liste, déjà longue, des faits d'évolution chronique, appelaient les *hydroas herpétiformes* dont nous devons donner un rapide aperçu.

Bazin appelait hydroa, une affection analogue à l'herpès phlyctenoïdes de Willan, caractérisée par des vésicules ou de petites bulles remplies de sérosité et qui se montrent par groupes, placés à des intervalles plus ou moins éloignés. Il distinguait trois variétés d'hydroa : l'hydroa vésiculeux, l'hydroa vacciniforme, et l'hydroa bulleux (pemphigus à petites bulles) ; mais en réalité, le terme *hydroa*, tel qu'il était compris par Bazin, s'appliquait à trop d'affections différentes pour avoir un sens précis et être adopté, sans prêter à de gênantes confusions. Aussi n'a-t-il jamais été reçu en Allemagne, et si en Angleterre Tilbury Fox accepte et emploie dans ses descriptions le terme d'hydroa, du moins se borne-t-il à citer les travaux de Bazin pour les critiquer.

Lui aussi, Tilbury Fox, distingua trois variétés d'hydroa :

L'*hydroa simple*, que caractérisent l'absence presque complète de phénomènes généraux, le type de l'éruption réduite à quelques vésicules discrètes, souvent localisées, la rareté des récidives, et la rapidité d'évolution de la maladie.

L'*hydroa herpétiforme*, que caractérise avant tout la tendance au groupement des vésicules comme dans l'herpès, où les récidives sont plus marquées, la durée plus longue, et la santé générale plus souvent troublée.

Enfin l'*hydroa pruriginosus*, qui correspond nettement au pemphigus prurigineux des anciens auteurs : éruption plutôt bulleuse que vésiculeuse, répandue sur une vaste surface, caractérisée par des poussées successives fort nombreuses qui en font une maladie chronique, et s'accompagnant de démangeaisons intenses.

Radcliffe Crocker qui reprit la description de Tilbury Fox ne comprit pas la nécessité d'établir de telles divisions, et se borna à une seule et même description de l'hydroa herpétiforme et de l'hydroa pruriginosus : « Il existe, dit-il, un groupe de maladies, distinctes du pemphigus, de l'herpès, de *l'erythema exsudationis*; bien qu'elles présentent quelques points communs avec chacune de ces affections, la dénomination d'hydroa herpétiforme lui convient. » Il faut réserver ce terme d'hydroa à ces formes éruptives, et l'on ne doit pas désigner sous ce nom diverses éruptions bulleuses anormales; les traits distinctifs de ce groupe sont les suivants : « On trouve à un moment quelconque de l'évolution de la dermatose, de l'érythème, affectant surtout, mais non exclusivement, le type circiné, des vésicules, des bulles, des pustules, ayant de la tendance à se grouper à la façon des herpès. Ces divers éléments sont mélangés en quantité variable avec prédominance de l'un et de l'autre. Un prurit d'une extrême intensité accompagne l'éruption, celle-ci se fait par poussés successives : elle peut persister des mois, et a des tendances à récidiver, même après de longues périodes d'accalmie ; elle présente des rémissions et des exacerbations fréquentes, et se termine par la guérison ».

Ce groupe ainsi conçu correspondait pour lui à ce que Duhring avait décrit peu de temps auparavant sous le nom de dermatite herpétiforme, à l'exception d'un type éruptif, impetigo-herpétiforme, qui pour Fox ne devait pas y rentrer.

C'est en 1884 en effet, au moment où paraissait le travail de de Molènes, que Duhring fit à l'Association médicale américaine, sa première communication au sujet d'une maladie qu'il devait considérer comme une entité nouvelle en nosographie cutanée, la dermatite lerpétiforme. Donnant à l'appui de sa description quinze observations, il la caractérisait par l'apparition :

1° De plaques érythémateuses semblables à des plaques d'urticaire ou d'érythème multiforme ;

2° De vésicules herpétiques de dimensions et de formes variables, aplaties ou surélevées, plus ou moins groupées ;

3° De bulles présentant des caractères semblables ;

4° De pustules plates ou acuminées blanchâtres, reposant sur une base plus ou moins enflammée ;

5° De papules, papulo-vésicules, d'infiltrations circonscrites de dimensions variables:

« Toutes lésions s'accompagnant d'un prurit violent, et tendant à revêtir un caractère herpétique, de telle sorte que l'on pourrait prendre l'herpès zoster pour type de cette éruption. »

L'une ou l'autre de ces formes éruptives pouvait exister seule à un moment donné chez le malade ; l'éruption pouvait au contraire être mixte ou polymorphe ; enfin plusieurs formes éruptives pouvaient se succéder rapidement chez le même malade, pendant le cours d'une même poussée, ou seulement dans des poussées successives.

L'auteur insistait sur l'un des caractères les plus remarquables de cette affection, celui d'être protéiforme et il décrivait les variétés suivantes ; erythémateuse, vésiculeuse, celle-ci ayant ce caractère d'être très prurigineuse, et à laquelle il rattache l'herpès *gestatonis* des auteurs anglais ; il décrivait la variété bulleuse, généralement confondue avec le pemphigus, et la variété pustuleuse à laquelle il rattache l'impetigo *herpetiformis* d'Hebra. Dans la description de toutes ces variétés, l'on retrouve à quelque degré, des sensations de prurit ou de brûlure plus ou moins violentes, et quelques phénomènes généraux. Toutefois les malades, bien que parfois un peu affaiblis, conservaient en somme, un bon état général.

Il ajoutait comme caractéristique de l'affection une tendance marquée à apparaître par poussées successives, et à avoir de nombreuses rechutes, durant ainsi des années. Enfin, caractère important à noter, l'affection pouvait envahir toutes les régions du corps. Elle était fort rebelle au traitement.

Aussitôt après les premières publications de Duhring, ou publiait de divers côtés sous le vocable de dermatite herpétiforme, des observations qui ne répondaient qu'imparfaitement au type morbide décrit par l'auteur.

Aussi Duhring, reprenant ses travaux, insista-t-il de nouveau sur ses caractères distinctifs, sur son symptôme vraiment pathognomonique, en particulier : la multiformité des éléments éruptifs, et un peu plus tard, en 1887, il donnait un essai de diagnostic de sa dermatite herpétiforme avec les affections similaires de près ou de loin : pemphigus d'une part, herpès iris et érythème polymorphe d'autre part, où les lésions sont plus nettement définies, et l'évolution de plus courte durée.

Mais en même temps qu'il s'efforçait de préciser sur

des distinctions vraiment subtiles, un diagnostic difficile, Duhring, loin de dégager son « entité » morbide des dermatoses si nombreuses ayant quelque rapport avec elle, tentait d'y faire rentrer plusieurs affections bulleuses, décrites antérieurement ; voulant généraliser, donner plus d'étendue à son groupe, et simplifier ainsi l'étude des dermatoses vésiculeuses, bulleuses et pustuleuses, il annexait à sa dermatite herpétiforme les éruptions les plus diverses :

1° *L'impetigo herpetiformis* d'Hebra, qui se confond avec la variété pustuleuse ; 2° *l'herpès gestationis* de Milton, de Bulkley, qui doit être rangé dans la variété vésiculeuse et bulleuse ; 3° certaines autres formes éruptives dénommées *herpes* avec divers qualificatifs, telles que *l'herpès phlycténoïdes* de Gibert, *l'herpès circinatus bullosus* d'E. Wilson, *l'herpes iris* de Jarisch ; 4° la plupart des variétés de *pemphigus* décrites, tels que le *pemphigus circinatus* de Rayer, le *pemphigus aigu prurigineux* de Chausit, *l'herpès pemphigoïde* de Devergie, le *pemphigus pruriginosus* de Hardy, etc... ; 5° beaucoup de cas publiés sous le nom d'hydroa ou sous d'autres étiquettes.

Ainsi donc les descriptions ne manquaient pas pour exprimer un ensemble de phénomènes éruptifs assez fréquents et disparates, et le mérite de l'œuvre de Duhring avait été, non pas tant de faire connaître des faits nouveaux en clinique, que de les grouper. Mais il les décrivit sous un vocable qui, nous le verrons, ne correspondait qu'imparfaitement au groupe immensément vaste qu'il mettait en relief.

Brocq reprit dans une importante monographie qui

reste le travail le plus complet sur cette question à l'époque où nous nous plaçons, l'étude des affections bulleuses, il rectifie sur bien des points la conception de Duhring, la précise et la complète au point de vue de ses symptômes, et décrit une forme nouvelle de la maladie, dont Duhring n'avait jamais parlé.

A l'épithète de dermatite herpétiforme, qui préjugeait à tort de la nature de l'éruption, Brocq propose de substituer le terme de *dermatite polimorphe prurigineuse*, entendant exprimer en une définition, dont le seul tort était peut-être la longueur, les faits que l'on venait de grouper en un syndrome commun. Il montre de plus que beaucoup de faits, dans lesquels on retrouvait les caractères cités par Duhring, quant au polymorphisme de l'éruption, aux localisations capricieuses et sans loi fixe, aux phénomènes douloureux coexistants, échappaient à la description de Duhring *par leur évolution aiguë ou subaiguë*. Duhring méconnaissait les additions faites par l'École française à l'érythème polymorphe de Hebra, ne posait pas la question de savoir où grouper *les éruptions vésiculo-bulleuses* qui, par Besnier et son école lui étaient rattachées, et dont la parenté pour lui avec l'érythème polymorphe ne semblait pas même devoir être soupçonnées, et il les faisait rentrer tout naturellement dans la dermatite herpétiforme. Cependant, par une analyse minutieuse des faits, Brocq arrivait à les considérer comme rigoureusement inclassables, de par leur rapide évolution, dans ce que Duhring avait appelé dermatite herpétiforme, essentiellement chronique, dans ce que, lui, proposait d'appeler ses dermatites polymorphes prurigineuses, également chroniques. Mal-

gré les faits de passage, dit-il, reliant en une chaîne
continue, sans la moindre interruption, la dermatite polymorphe prurigineuse chronique, aux cas à évolution
rapide, il ne se croyait pas autorisé à généraliser et à
confondre dans une même description des faits graves à
évolution chronique, à physionomie bien nette et bien
définie, comme ceux qui constituaient la dermatite polymorphe prurigineuse chronique, et des faits bénins, à
évolution rapide, mal définis en tant qu'entité morbide
spéciale, ne constituant en somme qu'un syndrome qu'il
classait provisoirement sous le titre générique de dermatites polymorphes aiguës, mot qui a pour avantage de désigner les caractères majeurs du syndrome sans rien préjuger de la nature réelle des faits. Et il ajoutait : nous con-
serverons donc notre type de la dermatite polymorphe
prurigineuse chronique : nous l'étudierons tel quel, aussi
spécialement limité que possible, peut-être trop, mais au
moins inattaquable. Il sera toujours temps de généraliser
plus tard, et de montrer qu'on lui doit rattacher comme
n'étant qu'une de ses variétés, tel autre type morbide qui
n'en diffère que par des nuances peu importantes.

Mais alors, que fallait-il faire de ces fameuses *dermatites polymorphes prurigineuses aiguës* ? Où les classer ?
Devait-on adopter les idées des dermatologistes français
et les classer sous la rubrique des érythèmes polymorphes
vésiculo-bulleux ? « Certes, au point de vue cutané, rien ne
semblait plus logique : objectivement, ne s'agissait-il pas
de simples érythèmes polymorphes bulleux, n'en présen-
taient-ils pas fréquemment la localisation, presque toujours la bénignité et la rapide évolution ? Mais l'étiologie,

la pathogénie, la coexistence même des autres symptômes, permettaient-elles de ranger pêle-mêle dans cet
immense groupe de l'érythème polymorphe, alors si dis-
parate, adultéré comme il l'avait été, toutes les affections
éruptives à marche aiguë, récidivantes ou non, objectivement caractérisées par des éléments érythémateux, vésiculeux et bulleux ? » La conception que se faisait alors
l'école française de l'érythème polymorphe, autorisait à
le considérer non pas comme une maladie, aux limites
nettement définies, comme l'avait voulu Hebra, mais
comme un syndrome très vaste qui devait être démembré,
et dans lequel il était naturel de placer un autre syndrome plus restreint, les dermatites polymorphes prurigineuses aiguës. Duhring absorbait dans sa dermatite herpétiforme les types vésiculo-bulleux que l'école française
décrivait dans l'érythème polymorphe. Brocq suivant la
tendance sur laquelle avait glissé ses maîtres peu à peu,
isolait de la dermatite herpétiforme, pour lui dermatite
polymorphe prurigineuse chronique, un type qu'il ratta-
chait à l'érythème polymorphe vésiculo-bulleux, mais
avec combien de réserve et de prudence, après combien
d'hésitations ! « Si nous ne voulons pas laisser les faits
que nous y avons rangés, purement et simplement confondus avec les autres affections à éruptions similaires, dans
le grand groupe des érythèmes polymorphes, il nous faut
les en distinguer en leur attribuant des caractères différentiels et suffisants. » Il passe en revue ses dermatites
polymorphes prurigineuses aiguës, recherche les particu-
larités qui permettraient de les distinguer des autres éruptions polymorphes vésiculeuses et bulleuses, et reconnaît

à ce moment que ces points de repère ne sont pas suffisamment précis, et que les groupes morbides qu'ils ser-
vent à établir ont un air artificiel. « Préciser l'importance
et la valeur des phénomènes douloureux, de prurit ou de
cuisson éprouvés par le malade, l'importance de l'état
général intact dans un grand nombre de cas, paraît chose
difficile, tant sont variables d'un malade à l'autre, les
réactions individuelles, et dans cet ordre de faits, où pouvait être la limite séparant les dermatites polymorphes
aiguës, des autres faits à éruptions vésiculo-bulleuse. »

Aussi terminait-il cet essai diagnostic par cet aveu :
« Nous dégageons et mettons en relief tout un groupe de
faits caractérisés par une éruption polymorphe d'aspect,
érythémateuse, vésiculeuse, bulleuse et pustuleuse, par
des phénomènes subjectifs constants, des démangeaisons,
des cuissons, des brûlures, par une conservation du bon
état général : or nous ne voyons pas que ces caractères
soient toujours ceux que Hebra avait décrits dans son
érythème polymorphe. »

En somme, dès 1888, Brocq avait compris tout ce qu'il
y avait d'artificiel à distinguer de l'érythème polymorphe
vésiculo-bulleux des auteurs français, une forme morbide bien définie qui aurait été la forme aiguë de ce qu'il
appelait la dermatite polymorphe douloureuse. Mais respectueux de ses maîtres, il ne pouvait oser à cette époque rayer purement et simplement cet *érythème vésiculo-
bulleux* du cadre nosographique, et *annexer* complètement
les faits que l'on décrivait sous ce nom à ses dermatites
polymorphes aiguës et subaiguës.

A l'époque où Brocq faisait des travaux de Duhring

sa critique judicieuse et serrée, et soumettait « la série entière des affections érythémateuses et bulleuses (pemphigoïdes), au contrôle d'une critique élevée, impartiale et extraordinairement précise », les conceptions de l'érythème polymorphe vésiculo-bulleux étaient devenues classiques, et le temps ne faisait qu'apporter par les publications nouvelles plus d'adeptes au maître de l'École. En 1891, dans sa deuxième édition des traductions de Kaposi, Besnier apporte un complément important à l'œuvre qu'il traduit ; par des annotations multiples, suivant sans doute la pente descendue insensiblement par les auteurs depuis Hebra, il l'étend au point de la rendre méconnaissable. L'on y retrouve, avec la consécration du maître, les propositions énoncées dans la thèse de de Molènes ; il passe au crible les moindres traits de sa traduction, l'enrichit de faits nouveaux, touchant les préliminaires de l'affection, les phénomènes généraux et les prétendues complications ; il insiste longuement sur le type d'érythème papuleux qui ne résulte pas toujours de la transformation, ni de l'élévation d'une plaque d'érythème lisse, mais peut constituer une forme propre, individualisée, apparaissant, soit comme l'un des éléments d'une éruption multiforme, soit comme manifestation unique. Enfin et surtout, il commente ce passage des célèbres leçons de Kaposi, dans lequel le disciple et continuateur du grand Hebra déclare que parfois « sur une ou plusieurs parties, au centre ou à la périphérie des efflorescences, l'épiderme peut être soulevé sous forme d'une grosse bulle » ce qui, pour lui, constitue l'*érythème bulleux*.

Cette expression d'érythème bulleux que l'on chercherait en vain dans la description d'Hebra se rencontre donc dans l'étude de son élève — et bien qu'il le souligne, comme représentant une modalité possible de l'élément éruptif, au même titre que l'élément papuleux, ou l'élément vésiculeux, il ne donne aucun commentaire, désireux, semble-t-il, d'exprimer seulement un fait incontestable, dûment observé au cours du véritable érythème polymorphe, mais présentant des caractères morphologiques, et survenant au milieu ou mieux à la fin de circonstances évolutives telles, que toute interprétation trop large pût paraître impossible. Mais il avait prononcé le mot d'*érythème bulleux ;* la porte aux généralisations était ouverte ; et si l'on songe qu'Hebra se refusait à admettre un pemphigus aigu, que les distinctions de Nodet n'avaient pas résisté devant la critique, si l'on songe que les auteurs avaient eu tant de mal à s'entendre pour ranger des faits, demeurés encore inclassés, l'on comprend les raisons qui les firent grouper dans cet érythème bulleux dont avait parlé Kaposi ; l'on comprend aussi que Brocq n'ait pas osé à cette époque édifier en tout point sa conception des *dermatites polymorphes douloureuses aiguës* sur les ruines de l'*érythème polymorphe vésiculo-bulleux.*

CHAPITRE TROISIÈME

Substitution rationnelle des dermatites polymorphes douloureuses à la dermatite herpétiforme

Il résulte de tout ce qui précède, que, malgré les nombreux travaux parus sur les éruptions vésiculo-bulleuses, la plus grande confusion régnait jusqu'à ces dernières années, sur la place qu'il fallait leur donner.

Dühring venait de créer un type très vaste, et un peu confus, dans lequel il plaçait la presque totalité des phlycténodermies ambiguës flottantes, que Besnier avait réunies, aux érythèmes bulleux, et il étendait outre mesure le cadre de son entité morbide.

Devant la multiplicité des types qu'il embrasse, on pouvait se demander pourquoi il lui avait donné le nom d'*herpétiforme*, contre lequel ont protesté certains auteurs, à son apparition d'abord, puis plus tard. Dühring le dit lui-même : il préfère au terme *multiformis* ou polymorphe, le terme herpétiforme parce qu'il y a déjà une dermatose qui porte ce nom, l'érythème polymorphe; le terme *dermatitis multiformis* pourrait prêter à confusion, et faire croire que le groupe morbide nouveau n'est qu'un stade

avancé de l'érythème multiforme, ce qu'il ne croit pas ;
et il considère le terme herpétiforme excellent, car dans
tous les cas on observe des groupes herpétiformes de
vésicules, caractère l'un des plus importants de la maladie. Dühring considérait en effet l'herpétiformité comme
un fait constant, et le symptôme majeur, d'où sa formule
très nette : « Sans herpétiformité, l'on doit dire que la
maladie ne peut pas exister. »

Devant une affirmation aussi précise, l'on peut s'éton-
ner de l'extension considérable donnée à son groupe qui
s'étend en réalité depuis l'*érythème polymorphe vulgaire*
ou vrai, jusqu'au pemphigus, sur lequel il étend même
volontiers son domaine ; s'il est des faits de cette immense
famille d'affections bulleuses, en effet, qui présentent nettement cette tendance au groupement systématique herpétiforme, l'on sait par contre, combien d'entre eux se
disposent suivant un type quelconque qui échappe à toute
description schématique.

A la Société dermatologique de Londres en 1898, Brocq
s'est nettement exprimé sur ce point. Il reconnaît que
dans certains cas, le mode de groupement peut avoir
une certaine importance, et il distingue à ce titre, trois
variétés :

La *variété érythémato-urticarienne circinée vésiculeuse*
ou non, dans laquelle l'éruption est toujours constituée
par des circinations érythématheuses, urticariennes, présentant ou non çà et là sur les anneaux, des vésicules plus
ou moins bien formées.

La variété à laquelle on pourrait véritablement donner
le nom d'*herpétiforme*, d'ordinaire aiguë ou subaiguë, où

l'éruption se produit toujours sous forme de groupes de vésicules analogues à celles de l'herpès, reposant sur une base érythémateuse, et ces groupes se trouvant disséminés çà et là, sans ordre.

La variété *circonscrite*, caractérisée par ce fait que les bulles et les vésicules se produisent constamment en certaines régions, circonscrites, bien limitées, toujours les mêmes, et qui peuvent arriver parfois à prendre un aspect cicatriciel avec production de kystes épidermiques, tant les éruptions se sont longtemps succédées sur ces mêmes surfaces.

Ces faits, surtout les deux premières variétés, pour Brocq, méritent vraiment qu'on les dise herpétiformes, et justifieraient par eux-mêmes le nom d'herpétiforme donné à la maladie de Duhring, s'ils n'étaient infiniment rares, et bien souvent accompagnés ou remplacés par d'autres formes très différentes et imprécises dans leurs dipositions.

Presque toujours il faudrait, pour justifier le terme d'herpétiformité, se contenter de la constatation d'un simple groupement banal, dans lequel les éléments semblent réunis les uns à côté des autres par le simple fait du hasard et, dans ces conditions, l'on comprend que bien rares soient les affections cutanées qui ne sont pas herpétiformes.

Aussi bien Duhring ne paraît pas très précis dans ses explications à propos du sens exact qu'il entend donner à l'herpétiformité, et la signification du terme varie beaucoup du reste, suivant les auteurs qui l'emploient.

Il en est résulté, pour les auteurs, l'impossibilité de s'entendre, et de reconnaître l'*individualité morbide* demandée et attribuée par Duhring aux faits qui ne sont ni de l'érythème polymorphe ni du pemphigus vrai. Pour Brocq en particulier, l'existence indépendante de la dermatite herpétiforme, en tant qu'individualité morbide telle que l'entend Duhring n'existe pas : 1° il n'y a pas de cadre fermé qui la sépare des faits voisins ; 2° les modes éruptifs qu'elle contient sont trop nombreux et trop différents pour ne pas justifier une autre appellation qui exprime, non point un caractère accidentel, bien que toujours possible et désirable, mais la *dominante* même de l'éruption, la multiformité. D'autres auteurs partagent son opinion. En Amérique, Piffard, Bulkley, J.-C. White, ont soutenu que le terme herpétiforme était mauvais, et qu'il fallait lui substituer également l'épithète de « multiforme ». J.-C. White a même déclaré, que le caractère dominant de la maladie est la multiformité, la variabilité des lésions, et qu'il n'a pour sa part jamais vu un seul cas ressemblant à de l'herpès.

Aussi Brocq, en 1898, s'exprimait-il ainsi : « Nous reconnaissons que nous avons commis une faute grave en conservant même avec des restrictions, dans notre monographie de 1888, la dénomination herpétiforme. » Cette dénomination a été depuis longtemps adoptée en France comme à l'étranger ; on donne encore à la maladie le nom de son auteur : *maladie de Duhring*. Il faut dire cependant que la plupart des médecins français à la suite de Besnier, se sont peu à peu détachés de la conception d'une *entité morbide*, et familiarisés avec la notion des faits de passage établissant des liens plus ou moins étroits dans la vaste famille des dermatites polymorphes, non sans garder toutefois la dénomination classique et consacrée depuis Duhring qui n'exprime qu'imparfaitement la réalité des faits.

Cette longue digression sur les opinions différentes et différemment exprimées par les auteurs, au sujet d'un groupe morbide, d'observation peu fréquente, et d'interprétation si difficile, va nous permettre maintenant de mieux comprendre l'importance des affections auxquelles Brocq a donné le nom de dermatites polymorphes, et le classement rationnel des faits à marche aiguë et subaiguë, sur lesquels on continue de discuter jusqu'à ce jour. Nous avons vu que Duhring négligeant de s'y arrêter les englobe dans sa dermatite herpétiforme ; que Besnier étendant peu à peu le cadre de l'érythème polymorphe les faisait rentrer insensiblement dans ce groupe, dépassant en cela les limites que lui avait assignées Hebra.

Nous allons rechercher s'il n'est pas plus légitime d'adopter la terminologie et la classification de Brocq qui respecte la parenté des faits, sans les confondre.

CHAPITRE QUATRIÈME

Enoncé de la dermatite polymorphe douloureuse
Sa forme clinique aiguë

Nous renvoyons le lecteur aux travaux parus successivement depuis plus de quinze ans, et dans lesquels Brocq a nettement exposé comment il conçoit et entend grouper tous ces faits qui pour lui forment une chaîne ininterrompue depuis l'érythème polymorphe vrai jusqu'au pemphigus chronique vrai, en insistant spécialement sur les affections bulleuses, à allure chronique, auxquelles il a donné un nom. Pour trop longue, et toute provisoire par là même, que puisse être leur dénomination, elle a l'immense avantage de se poser uniquement sur le terrain de la clinique, de ne rien préjuger des caractères purement accidentels de l'éruption, mais de comprendre, par une étiquette qui la définit d'elle-même, les caractères constants ou presque constants de l'affection. Le type en est donné par la forme chronique qui groupe le syndrome au complet, et à laquelle il est toujours possible de rattacher de près ou de loin toutes les autres formes par les nombreux points de similitude qu'elles présentent.

Il existe pour Brocq (il ne dit pas une affection) mais un vaste groupe d'affections caractérisées par :

1° Des phénomènes douloureux d'intensité variable, mais presque toujours fort accentués, souvent même hors de proportion avec les phénomènes éruptifs ;

2° Des éruptions presque toujours polymorphes d'aspect, ou tout au moins érythémato-vésiculeuses, érythémato-bulleuses, parfois urticariennes, papuleuses, parfois herpétiformes, plus souvent simplement *groupées* (terme qui doit être préféré à celui d'*herpétiformes*, comme plus exact), mais pouvant être disséminées ;

3° Une tendnnce marquée à évoluer par poussées successives ;

4° Une conservation habituelle du bon état général.

Ce vaste groupe qui représente, non plus comme semblait le vouloir Duhring pour sa dermatite herpétiforme, une entité morbide, mais une grande famille de faits très disparates, renferme tout l'ancien pemphigus vulgaire des auteurs classiques, le pemphigus circinatus de Rayer, le pemphigus pruriginosus de Chausit. et de Hardy, le pemphigus composé ou herpès phlycténoïdes de Devergie, l'herpès gestationis de Milton, l'hydroa herpétiforme des Anglais, les faits véritablement herpétiformes de la dermatite de Duhring, etc..., l'hydroa bulleux et le pemphigus arthritique de Bazin, enfin, une partie de l'érythème polymorphe vésiculo-bulleux des auteurs français.

La plupart de ces dénominations, à la vérité, ne répondent à rien de précis ou du moins de très distinct, et le plus souvent, les états qu'ils servaient à définir se confondent, d'où la difficulté de leur conserver une individualité propre. Il n'est pas impossible cependant de donner à la maladie des groupements qui, sans en compliquer l'énoncé, précisent sa morphologie, et évitent la confusion des types distincts et assurément irréductibles, soit du fait du caractère même de l'éruption, soit du fait de sa gravité suivant les sujets, soit enfin du fait de leur évolution.

Pour bien comprendre ce qu'est la dermatite polymorphe à forme aiguë, qui nous intéresse ici spécialement, il est donc nécessaire de rappeler brièvement ce qu'est la maladie dans son type le plus habituel, où se retrouve l'ensemble des caractères, à l'évolution près, qui feront la forme aiguë,

La période du début est généralement courte : elle se fait le plus souvent par des phénomènes douloureux, en particulier un prurit, qui surprend le malade lors d'une première poussée, et l'incommode fortement. Ces sensations douloureuses, assez fortes pour entraîner l'insomnie, peuvent siéger à tout le corps, ou se localiser aux seuls endroits qui seront le siège de l'éruption.

Rapidement apparaissent les premiers phénomènes éruptifs sous forme de papules, taches érythémateuses, plus ou moins rapidement figurées, quelquefois aussi sous forme de vésicules minuscules, de vésico-bulles. La tendance à envahir au début les membres supérieurs, en particulier les avant-bras, est manifeste ; quelquefois l'atteinte première se fait à la surface du corps, très rarement au niveau des muqueuses.

Arrivé très vite à la période d'état, le malade présente

deux symptômes cardinaux qui ne seront que l'exagération des phénomènes du début : éléments éruptifs et douleurs.

I. — Les *éléments éruptifs* peuvent affecter isolément ou successivement toute la gamme depuis la plaque d'érythème jusqu'à la vésicule, la bulle et la pustule (l'apparition de cette dernière signalée par Duhring, doit être du moins bien rare).

La plaque érythémateuse, la papule, avec infiltration dermique peuvent être plus ou moins limitées ou étendues, isolées ou groupées, et dessiner parfois, fait important, des circinations ; parfois des cercles complets, de hauteur variable, dont la coloration varie du rose clair au rouge sombre, et reproduire parfois la variété érythémateuse herpétiforme, sens trichophytée cutanée.

L'élément érythémateux peut demeurer tel pendant toute l'évolution de la poussée ; mais ordinairement, il se complique d'autres lésions élémentaires, dues au soulèvement de l'épiderme par de la sérosité ; et l'on voit apparaître des vésicules et des bulles. Mais vésicules et bulles peuvent naître d'emblée sur peau saine, sans base érythémateuse préexistante. La bulle peut être aussi consécutive à une ou plusieurs vésicules, mais sa formation d'emblée est fréquente, qu'elle résulte du soulèvement en nappe d'emblée de l'épiderme par de la sérosité sur toute l'étendue définitive, ou que la phlycténisation d'abord minuscule, gagne de proche en proche par ses bords, avec une extrême rapidité.

L'une et l'autre peuvent s'entourer après quelques heures d'une auréole érythémateuse qu'il ne faut pas confondre avec les placards érythémateux préexistants, et qui est liée à l'infection de son contenu. C'est le mode le plus habituel qui préside à la formation de la pustule, bien que Duhring ait signalé des éruptions pustuleuses d'emblée.

Quand celle-ci ne se produit pas, vésicules et bulles subissent un sort variable ; tantôt elles se rompent spontanément ou par le grattage ; tantôt elles se dessèchent et donnent naissance à une croûte plus ou moins épaisse et colorée. Parfois enfin tous ces éléments sont susceptibles de former des éléments de seconde génération autour d'eux : il en résulte une véritable collerette périphérique, composée d'éléments plus ou moins confluents, toujours beaucoup plus petits que l'élément initial.

Les séquelles habituelles de l'élément éruptif sont elles-mêmes variables : ici desquamation foliacée, lamelleuse après les vésicules et les bulles ; parfois déjà fines croûtelles d'un jaune grisâtre, plus ou moins adhérente, au-dessous desquelles le derme est à peine rosé ; là, mais seulement après les pustules, véritables croûtes de la forme et de la grandeur de l'élément primitif qui tombent spontanément, mais dont l'ablation prématurée met à nue une surface d'un rouge vif, sanguinolente ou seulement suintante. Puis surviennent des macules, ayant le caractère de véritables taches pigmentaires, dont la disparition se fait lentement, d'autant plus lentement que les poussées vont se renouveler *in situ*, et entraîner du grattage, et des excorations consécutives, qui contribueront dans une certaine mesure à augmenter et modifier cette pigmentation. La lichénification et les cicatrices indélébiles sont par contre extrêmement rares.

L'atteinte des muqueuses est loin d'être exceptionnelle: elle se manifeste par des vésicules, et surtout des bulles sur la langue, le voile du palais, le pharynx, la face interne des joues, les gencives, les fosses nasales. Il en résulte des ulcérations et naturellement des phénomènes douloureux, de pénibles sensations de cuisson, de brûlures et d'élancements.

Il n'est pas rare enfin, après les poussées pustuleuses, de voir survenir des œdèmes plus ou moins considérables, des rougeurs érysipélatoïdes, de la tuméfaction des ganglions lymphatiques, voire même des poussées furonculeuses et des abcès.

II. — De tout temps, depuis que ce groupe d'affections vésiculeuses et bulleuses est connu, les *phénomènes douloureux* éprouvés par le malade ont été considérés comme un symptôme capital, et c'est à juste titre que l'énoncé de ce symptôme rentre dans la définition de la maladie.

Les démangeaisons qui en sont la forme la plus habituelle sont ordinairement d'une extrême intensité, et rendent la vie insupportable au malade ; elles peuvent être accompagnées ou remplacées par des sensations de chaleur et d'ardeur : le malade peut éprouver des piqûres d'abeille, des picotements, des fourmillements, être importuné par une cuisson, une brûlure continuelle ; mais ce sont les démangeaisons qui dominent. Leur importance dans la maladie est telle, et le caractère dominant qu'elles lui impriment si manifeste, qu'elles peuvent dans certains cas, exister seules, et précéder l'éruption de quelques jours ou de quelques heures ; jamais ou presque jamais elles ne font défaut ; du moins les retrouve-t-on, à certaines heures de la journée, à certaines périodes de l'évolution ; et les malades qui ont déjà enduré quelque poussée, savent attribuer à leur apparition, un rôle précurseur qui ne les trompe guère. Il semble qu'elles aient une intensité parallèle à l'importance des phénomènes éruptifs actuels ou futurs. Assez violentes pour entraîner l'insomnie, pour forcer le malade à rejeter ses vêtements, elles se calment souvent par l'ouverture des bulles distendues, que le malade réclame avec insistance, quand il ne les rompt pas lui-même par un grattage intensif. Ces douleurs sont, par leur importance, leur tenacité et leur caractère rebelle, le point noir qui affecte le plus le malade ; par l'insomnie et l'excès de souffrances qu'elles entraînent, elles peuvent le conduire à un véritable épuisement, après une longue période pendant laquelle son état général s'est montré satisfaisant.

Ce n'est que dans les formes les plus prolongées, après de nombreuses récidives, qui par conséquent ne nous intéressent pas ici, que le malade peut arriver à cette phase d'amaigrissement et d'extrême épuisement, auquel s'associent la fièvre et les troubles intestinaux, pour achever une longue carrière de souffrances, quand la mort ne survient pas du fait d'une complication intercurrente : endocardite, congestion pulmonaire, angine, etc.

Nous insistons néanmoins sur ce point : le pronostic immédiat est loin d'être fatal, tout en demeurant sérieux ; et ce qui l'assombrit le plus, est la prédisposition du malade à renouveler les attaques, faites de poussées successives plus ou moins rapprochées, sous les influences les plus légères.

Il est assez difficile, à ce point de vue, d'établir avec quelque précision la durée de ces attaques et de ces poussées. Ce que l'on peut dire, c'est qu'il y a des formes longues, interminables pendant lesquelles les poussées se succèdent à des intervalles parfois très courts, l'attaque pouvant durer six mois, un an et plus, faites de 4, 5 ou 6 poussées, d'une durée moyenne de quinze à quarante cinq jours.

On conçoit qu'avec des limites aussi imprécises il soit difficile d'établir une délimitation nette entre les faits chroniques au sens vrai du mot, et des faits aigus : une seule poussée peut être considérée comme aiguë lorsqu'elle ne dépasse pas trois ou quatre semaines, et nous pourrons appeler subaiguës, les formes intermédiaires. Encore faut-il faire aux récidives la part qu'elles méritent, puisque par leur éloignement et leur durée variable, elles permettront d'établir un classement variable également avec les faits observés.

C'est l'impossibilité d'établir une limite précise entre les faits chroniques et les faits strictement aigus, tant sont variables et capricieuses d'un sujet à l'autre, les circonstances qui les commandent, c'est cette impossibilité d'établir entre eux une distinction même approximative, qui explique comment, Duhring a pu comprendre dans une même description, nous voulons dire dans une même entité morbide, des cas manifestement graves, par la

longueur de leur évolution, et des poussées éruptives évoluant en quelques semaines d'un pronostic ordinairement
bénin. L'on s'explique par là, de même, combien est peu
justifiée la barrière établie par certains auteurs, avec Besnier, entre les faits aigus, rangés dans l'érythème polymorphe auquel il fallait donner un vocable nouveau, et
devenu l'érythème bulleux, et les faits chroniques que
l'on rejeta très volontiers dans la prétendue dermatite
herpétiforme. Il lui fallait ou bien sacrifier sa conception
de l'érythème polymorphe bulleux, ou bien détruire les
conceptions nouvelles des dermatites polymorphes douloureuses. Il n'a pu se résigner ni à l'une, ni à l'autre de
de ces alternatives, et il en est résulté qu'il a classé les
mêmes faits dans deux groupes morbides qu'il décrit
comme étant différents l'un de l'autre.

L'on voit enfin combien était rationnelle la tendance
de Brocq à dissocier de bonne heure la dermatite herpétiforme, à substituer à la conception d'une forme morbide
définie, un syndrome très vaste ressortissant à des formes cliniques variées et nombreuses, et à les grouper
d'après leur caractère évolutif en dermatites polymorphes
douloureuses, chroniques, subaiguës et aiguës.

CHAPITRE CINQUIÈME

Suppression de l'érythème polymorphe vésiculo-bulleux des auteurs français

Nous avons vu plus haut les raisons qui ont amené le créateur des dermatites polymorphes à une conception différente de celle qu'avait exprimée Duhring sur les affections vésiculo-bulleuses, et les difficultés qu'il rencontrait le jour où, respectueux des additions progressives, faites par voie presque insensible à l'érythème polymorphe, il se trouvait en demeure d'établir un caractère différentiel entre ses dermatites polymorphes douloureuses aiguës et les formes vésiculo-bulleuses de l'érythème poly_morphe.

Il avait distingué dans les dermatites, les affections *polymorphes prurigineuses chroniques à poussées successives*, qui lui semblaient alors constituer une entité morbide bien définie, et comprenant comme variétés bénigne et subaiguë des cas à évolution un peu plus courte ne durant que six mois à un ou deux ans.

Il avait isolé *les faits* caractérisés par ce fait majeur qu'ils coïncident avec la grossesse ou la parturition répondant au syndrome *dermatites polymorphes prurigineuses récidivantes de la grossesse.*

Il avait enfin décrit, et isolé parmi les observations
antérieures, groupées sous d'autres noms, des cas à marche aiguë répondant au syndrome *dermatites polymorphes prurigineuses aiguës*, jusqu'alors rangés dans l'érythème polymorphe vésiculo-bulleux, et il ne pouvait
s'empêcher de constater l'étroite parenté unissant ces
dernières avec les autres éruptions similaires que la tra-
dition le contraignait de laisser dans ce vaste *caput mor-
tuum* qu'était devenu la maladie décrite par Hebra, nous
voulons dire les faits vésiculo-bulleux non douloureux.

Il avait recherché sur quels caractères différentiels, légi-
times et suffisants, il pourrait appuyer sa distinction, et
ne trouvait en faveur des dermatites polymorphes douloureuses aiguës, que des phénomènes douloureux plus
ou moins accusés, et au point de vue éruptif un polymorphisme plus accentué. Or, une étude approfondie de tous
ces faits après vingt-cinq années bientôt, a montré que
dans les cas, méritant nettement de figurer parmi les dermatites polymorphes, les phénomènes douloureux peuvent manquer par périodes, et par périodes exister, et
que, pour ce qui est du polymorphisme, il est d'observation courante qu'il peut être réduit à sa plus simple expression dans nombre de cas. Aussi, le proclamait-il récem-
ment, « rien, absolument rien ne permet de distinguer au
point de vue objectif, subjectif, évolutif, les érythèmes
polymorphes vésiculo-bulleux d'E. Besnier et de de Molènes, de ses *dermatites polymorphes prurigineuses* et l'on
ne voit pas quel avantage il y aurait à donner le nom
d'érythème polymorphe vésiculo-bulleux aux formes peu
ou point douloureuses de ces dermatites polymorphes. » Il

semble donc, pour lui, bien plus logique de reprendre à propos de l'érythème polymorphe la conception première de Hebra, conception que la plupart des auteurs étrangers ont d'ailleurs soigneusement conservée et sauvegardée.

Voici donc l'érythème polymorphe des auteurs français, démembré de ses formations vésiculo-bulleuses, réduit à ses seules formes sèches ou presque sèches, érythémateuse, urticarienne, papuleuse, parfois un peu vésiculeuse, et Brocq prévoyant une objection la prévient :

« Si l'on supprime du cadre nosographique ce que l'on a décrit comme étant des formes bulleuses de l'érythème polymorphe, pour les faire rentrer dans les dermatites polymorphes, ne devra-t-on pas aussi logiquement faire rentrer les formes sèches de l'érythème polymorphe dans les formes sèches des dermatites polymorphes, ou *vice versa*. Dès lors, dira-t-on, le groupe entier de l'érythème polymorphe disparaîtrait, absorbé, au grand dommage de la précision descriptive, dans l'énorme groupe déjà si confus des dermatites polymorphes. »

Voyons le bien-fondé de cette objection devant l'analyse détaillée et comparé des faits cliniques (1) :

1. C'est à dessein que nous n'avons pas abordé dans cette étude, la pathogénie de ces affections. Rien à l'heure actuelle en effet ne permet de différencier à ce point de vue l'érythème polymorphe, que tous les auteurs s'accordent à reconnaître comme le résultat, dans l'organisme, d'une action *angioneurotique*, et les dermatites bulleuses.

Que l'acte vital qui préside à la constitution des lésions cutanées de l'érythème multiforme, soit d'ordre névro-vasculaire : cela est acquis depuis longtemps à la suite des travaux de Höbner et Lewin, mais il n'est pas exclusif aux érythèmes, et, dit Besnier, ne peut pas plus servir à les qualifier que les troubles

Si l'on veut bien se reporter à la description de l'érythème polymorphe, variété érythémateuse multiforme, tel que l'a créé Hebra, et dont nous avons donné l'exposé au début de notre travail, on verra que ce type morbide se différencie nettement au double point de vue des phénomènes objectifs et de ses caractères subjectifs.

trophonévrotiques ne peuvent être affectés à une maladie spéciale. Il lui faut de plus, pour se manifester chez un individu, l'existence d'une prédisposition, qui apparaît d'emblée comme un élément important dans sa pathogénie : or cette *condition individuelle*, qu'elle soit *innée*, faisant partie de la constitution de l'individu, ou qu'elle soit *acquise*, et par là même transitoire quelquefois, développée sous l'action d'un état morbide protopathique, n'a rien de spécial à l'érythème, et se rapproche des conditions retrouvées à l'origine des dermatites polymorphes. Il en est de même et à un degré plus élevé encore de *la condition pathogénique*, agent provocateur des troubles angio-nerveux, irritant du système névro-vasculaire, qui n'est ni univoque, ni spécifique.

Il serait donc illusoire de vouloir classifier ces faits à la lumière encore si faible des conceptions pathogéniques. Toutes les hypothèses peuvent être fondées, qu'elles invoquent l'action des microbes, des toxines, ou l'influence prépondérante du système nerveux.

Nous devons insister en raison de l'importance des travaux auxquels elle a donné lieu, sur le rôle que certains auteurs ont fait jouer à la moelle osseuse dans la pathogénie de la dermatite herpétiforme. Les agents toxiques, cause première de la maladie, feraient porter sur elle leur action nuisible, et le système nerveux ne devrait point être mis en cause. Ce serait essentiellement une maladie sanguine, et ils invoquent à l'appui de leur thèse l'existence d'éosinophilie sanguine avec élimination d'éosinophiles par la peau. L'importance de ce double caractère est soulignée par ce fait que souvent on peut voir l'éosinophilie sanguine évoluer parallèlement aux lésions de la peau, croître et

Deux faits dominent l'histoire de l'éruption, et semblent cependant avoir insuffisamment retenu l'attention des auteurs : la localisation, et l'aspect constamment le même dans son évolution de l'élément éruptif.

« Le caractère le plus important de l'érythème poly-

décroître comme elle. Elle devrait donc s'ajouter comme un signe nouveau aux signes cliniques que nous avons énumérés. Mais, de nombreux auteurs se refusent à reconnaître l'éosinophilie comme élément spécifique de la maladie de Duhring, et par extension de la D. P. D. L'éosinophilie sanguine caractérise les processus réactionnels subaigus, ou en voie de guérison, mais non une maladie déterminée.

Par ailleurs l'éosinophilie sanguine a été retrouvée maintes fois dans l'érythème polymorphe.

Dans 3 cas d'érythème polymorphe, Zappert constate 1,93, 4,27, 4,75 %. Leredde en 1899, fit à la Société de biologie une communication sur les lésions sanguines dans les érythèmes, après avoir recherché si dans les maladies cutanées du groupe des érythèmes, il existe également des lésions sanguines; il les a retrouvées, sans doute peu intenses, mais réellement existantes, et signale dans un érythème polymorphe récidivant 6,8 %. Nous-même avons rencontré l'association des éosinophiles dans les bulles et dans le sang d'un malade dûment atteint d'érythème polymorphe (le liquide sur la peau avait été puisé dans une petite bulle d'herpès iris). Il n'y a donc là malheureusement aucun renseignement péremptoire susceptible d'aider au diagnostic dans les cas limitrophes. Aussi les conclusions des différents auteurs qui se sont occupés de cette question n'ont-elles pas tenu devant l'accumulation de nombreuses observations, et l'on peut estimer avec Lams, que « loin de constituer un caractère différentiel entre les dermatites bulleuses, l'éosinophilie paraît fournir la preuve qu'elles ne sont que des modalités cliniques d'une même maladie. Cette opinion n'est-elle pas un corollaire des conceptions de Brocq, et une démonstration de plus de la réalité des faits de passage » ?

morphe, dit Hebra, est sa localisation ordinaire à certaines régions cutanées. On observe toujours l'éruption à la face dorsale des mains et des pieds. C'est seulement dans les cas graves, qu'on pourrait en constater la présence sur les avant-bras et les jambes, sur les cuisses, et même sur la face, les épaules, le tronc et la région génitale ; mais même dans ces conditions, la *surface dorsale des extrémités est toujours touchée avant le reste du corps*. Dans les cas les plus légers, les papules ou tubercules persistent seulement quelques jours : Elles surviennent aux doigts, et ressemblent alors beaucoup aux engelures ; elles ne laissent après leur disparition qu'un léger dépôt pigmentaire. »

Kaposi qui a repris la description de son maître, insiste également sur cette particularité remarquable.

« Sur le type presque invariable de l'érythème polymorphe la maladie débute simultanément et symétriquement à la face dorsale des mains et des pieds, ainsi qu'aux parties voisines de l'avant-bras et des jambes, par des taches disséminées, nettement limitées qui se développent par leur périphérie, se rapprochent les unes des autres, atteignant bientôt l'étendue d'une pièce de 50 centimes ou de 5 francs en argent. Elles se développent toutes d'après le même type ; aussi la partie centrale paraît-elle rouge bleu, et la partie périphérique d'invasion plus récente rouge clair, et enfin les plus grandes taches se réunissent de manière que dès le deuxième et troisième jour, la face dorsale des mains paraisse d'un rouge bleu diffus, cyanosée en même temps que froide au toucher. A l'avant-bras, au bras, à la face, il survient des taches rouge cinabre,

ayant à peine les dimensions d'une lentille ou d'une pièce
de 50 centimes. Au tronc, les plus récentes ont les dimensions d'une tête d'épingle ou d'une lentille. »

Ces deux auteurs sont donc formels sur ce premier point,
qui, pour les dermatologistes en France, a paru souvent
négligeable. Le D' de Molènes n'y fait aucune allusion,
et Besnier qui lui a inspiré sa thèse en 1884, fait remarquer que le début simultané et symétrique par la face dorsale des extrémités est très ordinaire et très important à
relever, quand il existe ; mais déjà par le correctif qu'il
apporte à cette loi générale, l'on devine à quelles incer-
titudes, à combien de difficultés il ouvre la voie : « On ne
saurait considérer ce début comme invariable ; tous les
points de la surface tégumentaire peuvent être le siège
initial de la détermination éruptive, avec des localisations
prédominantes utiles à connaître pour le diagnostic :
Parties découvertes du visage, pourtour des yeux, lisière
du cuir chevelu, col, avant-bras et dos des mains, coup
de pied ; et s'il est vrai qu'une réelle symétrie soit ordinaire, elle n'a rien d'absolu ni de comparable à la symétrie constante des pyrexies érythémateuses, ou même des
érythèmes pyrétoïdes. »

Malgré cette réserve de Besnier, on doit considérer ce
caractère comme assez important, et tenir pour suspecte,
et non justiciable du nom d'érythème polymorphe, toute
éruption qui ne débute pas par la face dorsale des mains
et des pieds. L'expérience prouve, au contraire, que cette
localisation peut aider au diagnostic de l'érythème polymorphe dans les cas difficiles, où l'éruption, différente
au point de vue objectif, de ce qu'elle est habituellement

dans cette affection, pourrait en imposer pour une dermatite polymorphe.

Considérant les caractères descriptifs de l'élément éruptif, il ne semble pas que la description donnée par Hebra
fût plus équivoque : l'auteur rassemble tous les stades de
l'érythème polymorphe, considérés jusqu'alors comme
distincts, et décrits sous les noms divers d'érythème papuleux, tuberculeux, annulare, iris, gyraté, montre leur succession sur un même élément, susceptible d'être suivant
les cas plus ou moins étendu, plus ou moins circonscrit,
plus ou moins saillant, mais toujours comparable à lui-
même ; il montre que toutes ces variétés procèdent d'une
même forme fondamentale, et offrent par conséquent un
seul et même processus. La variété d'herpès iris de Baten-
san ou « hydroa vésiculeux » sur lequel avait insisté Bazin
n'échappe pas pour lui à cette loi générale ; il le dit lui-
même, rappelant que ces éruptions avaient été classées
par Willan sous le nom d'herpès. « Il est impossible de
ne pas admettre que l'herpès iris et l'herpès circinatus
tiennent aux mêmes causes que l'érythème iris ou l'érythème annulare, et qu'ils diffèrent seulement en ce que
dans la première de ces maladies, les vésicules qui se
développent ont une marche aiguë, sont réunis par groupes et autour d'un centre commun. Tous les autres caractères sont les mêmes dans les deux classes d'affection, et
l'opinion exprimée il y a longtemps par Rayer, que l'érythème iris et l'herpès iris, sont de simples modifications
d'une seule maladie est parfaitement exacte. »

Le processus qui commande la forme d'hydroa vésiculeux peut se trouver plus ou moins modifié, à un degré moins avancé au niveau des autres éléments de l'érythème polymorphe, sans aboutir pour cela à la cocarde. Il suffit pour le comprendre de se rappeler les phases successives que traverse l'élément érythémateux, depuis la simple rougeur du début, jusqu'à la formation des phlyctènes superficielles et dont la succession ne se rencontre parfaite que dans l'érythème polymorphe.

Au premier stade, simple rougeur ou macule plus ou moins irrégulière, sans infiltration apparente de la peau, se terminant parfois par une légère desquamation : nous trouvons là l'expression première de la dilatation des vaisseaux du derme, et d'une légère diapédèse des globules blancs.

Un peu plus tard les taches prennent un aspect rouge vif un peu bleuâtre par places, accompagnées d'un léger épaississement de la peau et faisant un léger relief, traduisant les phénomènes d'exsudation qui sont constants, et dont l'exagération commande le développement de la papule, par hyperémie exsudative du derme et de l'hypoderme secondairement.

Sous l'influence de cette hyperémie exsudative, les liquides extravasés et un certain nombre de globules blancs tendent à pénétrer dans l'épiderme. Cette pression de dedans en dehors tend à soulever en masse l'épiderme par place, mais ce soulèvement, véritablement microscopique, ne se fait que sur des espaces très limités. Ainsi se forment les phlyctènes profondes avortées ou embryonnaires.

Parfois les liquides ou les cellules migratrices pénètrent

dans l'épiderme, cheminent dans les espaces intercellu-
laires qu'ils dilatent, et sous l'influence de cette sorte
d'irritations, un certain nombre de cellules du corps
muqueux de Malpighi présentent les caractères que Leloir
a décrits dans l'altération cavitaire. Ainsi se forment les
vésicules avortées. D'autres cellules présentent au contraire, les signes de l'atrophie du noyau par dilatation
du nucléole. Les cellules qui ont ainsi perdu leur noyau
ont perdu de ce fait toute activité formative, et parvenues
au niveau de la zone granuleuse, elles ne peuvent produire
qu'une kératinisation nulle ou incomplète. Elles ne se
soudront qu'incomplètement aux cellules voisines, et cons-
titueront au niveau du *stratum lucidum* ou au niveau du
stratum granulosum de petites lignes de clivage minuscule, des *loci minoris resistentiæ*. Sous l'influence de la
pression de dedans en dehors, par les liquides exsudés
dans le derme, ces lieux de moindre résistance, résistent
ou cèdent ; il se produit un véritable clivement de l'épiderme au niveau du *stratum* granuleux, ou du *stratum*
lucidum : la phlyctène superficielle est constituée (Leloir).

C'est ce qu'exprimait déjà Kaposi, en décrivant les
vésicules comme un stade ultime de l'exsudation dans
les papules, apparaissant sous forme d'efflorescences en
général très dures, transparentes comme de l'eau. « Quelquefois, on trouve au centre, dit-il, une vésicule ancienne,
ou de date récente, à la périphérie une couronne de
vésicules, parfois même une troisième couronne centrale
qui entoure la précédente », herpès iris. Enfin, ce que n'avait
pas fait Hebra, il ajoute que sur une partie quelconque
ou sur plusieurs parties, au centre ou à la périphérie des

efflorescences, l'épiderme peut être soulevé sous forme d'une grosse bulle, c'est l'érythème bulleux.

Ces faits sont exacts, et l'on voit en effet des malades présenter au cinquième ou sixième jour de leur atteinte éruptive, des éléments de tout âge, la face dorsale des mains spécialement dans la région métacarpienne, recouverte de placards érythémateux plus ou moins étendus, plus ou moins confluents, figurant des anneaux complets ou incomplets, dont la juxtaposition réalise la forme gyratée des auteurs. Ici la phase maculeuse pure n'est pas encore dépassée, les téguments sont encore violacés ; là le soulèvement papuleux est déjà net ; et en un ou deux points, l'on peut voir le soulèvement épidermique se faire en une petite bulle du volume d'une tête d'épingle à une lentille, dont le plafond formé par l'épiderme aminci laisse voir par transparence le fond de la cavité ainsi formée, qui par sa coloration violacée, tranche à demi, grâce à à la transparence de la sérosité exsudée, sur le reste des tissus infiltrés. C'est dans ce sens que Kaposi a pu décrire l'érythème bulleux ; il suffit de l'avoir observé une fois pour ne pas le confondre avec tout autre processus vésiculo-bulleux, à développement rapide. Il respecte les étapes que nous avons longuement étudiées à dessein parce que ce sont elles, par leur succession constante et régulière, qui font le véritable polymorphisme de l'affection. Il y a loin de cette acquisition fournie par l'examen détaillé des faits, au commentaire donné par Besnier aux leçons de Kaposi : « Tous les érythèmes peuvent accidentellement présenter, sur un ou plusieurs points, des soulèvements vésiculo-bulleux, et même phlycténoïdes sans sortir du type commun de l'érythème multiforme ; mais dans quelques cas, la phlycténisation est si accentuée ou si particulière(?) qu'elle fait partie essentielle de la forme dermatologique, et que l'érythème doit être qualifié de vésiculeux ou bulleux. Dans ces espèces d'érythème, tantôt la phlycténisation est diffuse, taniòt elle est nettement figurée, et l'on peut au milieu de l'infinie variété des cas particuliers y reconnaître trois groupes principaux ; »

Et il décrit :

L'*érythème bulleux diffus commun*, où l'éruption générale reste uniformément érythémateuse, constituée par des éléments papuleux, disques ou plaqués ordinaires, mais dont quelques-uns portent des vésicules, les unes à leur centre, les autres sur toute la surface. Les vésicules peuvent être miliaires, pisiformes ou véritablement phlycténoïdes sous forme de bulles, le même type ou des types différents pouvant du reste s'observer en différents points du corps.

L'*érythème bulleux larvé*, « figuré à la manière des autres affections telles que la dysidrose, l'herpès, le pemphigus ; l'érythème ici n'est plus manifesté qu'au premier abord. Le type est à ce point déformé qu'il simule diverses autres affections que l'on confond en raison de cette apparence, et quelquefois même (nous le verrons en traitant des dermatites bulleuses multiformes) la question est fort ardue. » Ne voit-on pas là déjà la mise en évidence du problème porté à son maximum d'acuité.

Enfin *l'érythème bulleux figuré, érythème hydroa*, trop connu de tous pour que nous rapportions ce qu'en dit Besnier, et qu'il est juste de rapprocher de l'érythème poly-

morphe par la succession manifeste ici des stades évolu-
tifs avant d'aboutir à la bullisation si nette, si caractéristique, et dans lequel la figuration ajoute au polymorphisme
de l'éruption. Hebra et Kaposi, lui avaient à juste titre
fait la place qu'il mérite.

Il le reconnaît lui-même : « La légitimité de l'annexion
de cette espèce dermatologique à l'érythème ne saurait être
contestée : d'une part on note fréquemment la coexistence
de l'iris vésiculeux avec l'érythème papuleux ou noueux ;
et dans tous les cas, il y a des disques érythémateux offrant
cette particularité que, petits ou grands, on trouve à leur
centre un vestige de croûtelle ombilicale. »

Toujours importantes pour le diagnostic, car elles peuvent faire retrouver la nature de la maladie, même dans
le cas d'éruption confluente, alors que tous les points de
contact des disques sont confondus, et que leur réunion
forme des nappes violâtres, les croûtelles ombilicales
répondent à la vésicule éphémère.

Morphologiquement pour Besnier, l'érythème hydroa
formerait une transition entre les érythèmes et les dermatites multiformes vésiculeuses et bulleuses, et il ajoute, en
raison du diagnostic difficile à établir dans les faits
extrêmes :

« La plupart des cas qui correspondent à l'hydroa bulleux de Bazin appartiennent en réalité au groupe nouveau
des dermatites bulleuses multiformes, sans que la différen-
ciation soit encore motivée dans tous les points. »

Peut-être est-ce aller un peu loin, dans le domaine des
concessions, si comme nous le verrons plus loin, les caractères donnés par Hébra comme significatifs de l'érythème

polymorphe, et que l'on retrouve dans l'hydroa bulleux, sont tenus en exacte et juste considération.

Le groupe d'*érythème. bulleux larvé* répondrait mieux à cette qualité des faits de passage, bien qu'il nous semble beaucoup plus ressortir aux dermatites polymorphes qu'à l'érythème. Rompant franchement avec les réserves si justifiées de Kaposi, devant les faits extrêmes, et d'interprétation quelque peu délicate, Besnier et ses élèves ont accepté et décrit dans l'érythème polymorphe des bulles isolées, sans base érythémateuse dont l'apparition, nous l'avons déjà vu, « ne devait pas faire conclure à l'existence d'un pemphigus aigu véritable » car, disent-ils, elles existent toujours avec d'autres bulles à large base érythémateuse, accentuant ainsi nettement le caractère polymorphe de l'éruption.

C'était sortir des limites assez bien tranchées de l'érythème polymorphe, pour entrer dans un groupe de faits aux limites imprécises et d'interprétation aussi difficile que le sont les dermatites polymorphes ; aussi, dans l'appendice ajouté aux traductions de Kaposi, lorsque Besnier traite la question des pemphigus, est-il extrêmement perplexe : Après avoir rappelé que toutes les confusions qui se sont produites relativement au pemphigus aigu, n'eurent pas d'autre origine que l'application abusive du nom d'une maladie à une lésion élémentaire de la peau (la bulle), il déclare qu'il lui avait paru légitime de séparer du pemphigus toutes les affections bulleuses, aiguës, subaiguës ou même plus prolongées, bénignes, qui ne rentraient pas dans le type de la maladie, grave au plus haut degré, à laquelle doit être réservé, selon lui, le terme de pemphigus, et de les annexer, ne fût-ce que provisoirement, aux

érythèmes. Il rappelle qu'à côté de ces érythèmes bulleux
que nous avons signalés tout à l'heure, il existe une série
nombreuse d'éruptions vésiculo-bulleuses aiguës ou subaiguës, bénignes, à évolution spontanée, favorable, dont
les affinités et déterminaisons avec les érythèmes bulleux
rendent toute distinction très délicate et souvent impossible. S'autorisant de l'extrême confusion de la nomencla-
ture du pemphigus, et en raison même de ces affinités,
il avait peu à peu rattaché aux érythèmes polymorphes,
la plupart de ces affections, dépassant en cela les limites
que lui avait assignées Hébra. Il les considérait comme
des formes atypiques, prolongées et compliquées :

Atypiques, en raison du peu d'intensité du processus
érythémateux, comparé au nombre et au volume des soulèvements bulleux que l'on voyait se développer indiffé-
remment sur des régions hyperémiées ou non ; *prolongées*,
car elles peuvent durer non pas seulement des semaines,
mais des mois, et répéter incessamment leurs poussées
éruptives ; *compliquées ou nerveuses*, car les phénomènes
d'hyperesthésie cutanée, prurit, cuisson, semblaient parfois dépasser le degré *conventionnel* qui appartenait com-
munément à ces éruptions. Il ajoutait : « Il ne nous semblait pas que ces raisons fussent suffisantes pour rejeter
les affections du groupe des érythèmes dont elles étaient
en tous cas infiniment plus voisines que de ce que nous
considérions comme le pemphigus vrai ». Il n'est pas
étonnant que certains auteurs, s'autorisant d'un tel arbitraire dans l'interprétation des faits, aient dépassé cette
conception à la fois trop large, et si vague, et se soient
égarés à l'aventure manquant de critérium et de contrôle,

quand Besnier lui-même terminait ses réflexions sur les érythèmes polymorphes par ces mots :

« Passez vingt années de votre existence médicale à observer et à collectionner des cas d'érythème, et chaque année vous apportera des formes encore inobservées ; non seulement cette variété défie toute description complète, mais il faudrait des catégories à l'infini, si l'on voulai^t classer tous les faits méthodiquement. Les auteurs qui en ont fait l'essai ont échoué régulièrement, et n'arrivent qu'à produire des compilations indigestes et inutiles. »

Laissons donc à l'érythème polymorphe les cadres, que lui a donnés l'Ecole de Vienne, et voyons si tant de modalités capricieuses, variables avec chaque malade, ne sont pas plutôt l'apanage des dermatites polymorphes aiguës, qui par là même s'en distinguent nettement.

I. — Dans les dermatites polymorphes, les éruptions n'ont pas les localisations si tranchées des érythèmes multiformes ; elles sont disséminées çà et là sans aucune systématisation sur les quatre membres, assez souvent sur le tronc et sur la face. Les régions par lesquelles débute l'éruption sont des plus variables : elle a évidemment une tendance marquée à envahir d'abord les membres, en particulier les avant-bras, mais elle peut aussi commencer par un point quelconque du corps, et même par la cavité buccale, ce que ne fait jamais l'érythème polymorphe. De plus, l'éruption présente la double tendance à se généraliser, par progression symétrique, sans qu'il soit possible de formuler une loi quelconque sur les régions qui sont le plus souvent envahies.

Les hanches, les fesses, la face antérieure de la poitrine, les mains, les pieds, les parties génitales, les aînes, la portion voisine de l'abdomen, la cavité buccale peuvent être recouvertes quelquefois complètement d'éléments les plus variables, et si la paume des mains et la plante des pieds sont le plus généralement indemnes, sans doute en raison de l'épaississement de la couche cornée, qui ne rend pas facilement objectif le caractère érythémateux, et se prête peu au soulèvement bulleux, du moins sont-ils fréquemment le siège de phénomènes subjectifs sur lesquels il y aura lieu d'insister.

II. — Différente de l'érythème polymorphe par sa distribution capricieuse, et éminemment variable, l'éruption de la dermatite polymorphe l'est plus encore par le caractère analytique de ses éléments.

Il est des cas qui s'en distinguent nettement par le type défini qu'ils affectent, justifiant le nom d'herpétiforme sous lequel Duhring les avait groupés. Ce sont ceux dans lesquels les éléments figurent des circinations, des anneaux plus ou moins complets, urticariens, avec ou sans vésicules (variétés *herpétiformes dans le sens tricophytée cutanée*, ou *herpès circiné parasitaire*); ceux encore où les vésicules sont nettement groupées par amas distincts les uns des autres, reposant sur une base rouge, absolument analogue à des groupes d'herpès (*variétés herpétiformes au sens vrai du mot*); ceux enfin qui pour être groupées sur une zone très restreinte des téguments peuvent être dits *circonscrits*, sans qu'il s'agisse vraiment d'herpétiformité, mais nous avons vu quelle acception vague Durhing donnait à ce mot

Ces cas eux-mêmes faciles à classer, mis à part, l'on retrouve dans les formes les plus banales et les plus habituelles des dermatites polymorphes, des caractères qui n'appartiennent point aux érythèmes multiformes, et sem_ blent même en exclure la pensée.

Ici pas de succession si bien précisée par Hebra dans l'apparition des formes du placard érythémateux. Sur beaucoup de points la phase érythémateuse existe à peine, que la bulle est déjà formée, celle-ci ne laissant qu'une base rouge à peine visible autour d'elle, quelquefois même la recouvrant complètement ; maintes fois même la bulle naît d'emblée sur peau saine, sans processus érythémateux persistant, et il semble bien que dans la question qui nous occupe, et qui a séparé si longtemps les auteurs, il ait là autre chose qu'un fait de médiocre importance, que l'on a dit insuffisant à distinguer des types cliniques. — C'est, il nous semble, aller un peu loin, d'en appeler à leur apparition, pour invoquer un nouveau facteur susceptible d'accuser en quelque sorte le caractère polymorphe de l'érythème multiforme, comme le voulait de Molènes.

Est-ce à dire que le *polymorphisme* de la dermatite dite polymorphe, dont l'importance au point de vue objectif pour beaucoup d'auteurs, doit céder le pas à l'herpétiformite dans leur diagnostic, soit absolument constant ? — A cela nous répondrons que l'herpétiformité *ne* peut, à elle seule, satisfaire pour classer tous les cas, même ceux groupés par Duhring dans sa dermatite herpétiforme tant ce terme est vague — Mais par ailleurs, tout en admettant que le polymorphisme, à lui seul, ne peut suffire à faire porter un diagnostic de dermatite polymorphe, il faut bien reconnaître cependant, que son existence dans une dermatose, est considérée nécessaire pour qu'on pose le diagnostic, puisque c'est lui qui fixe la variété objective de la maladie : on le retrouve toujours, à la condition, comme Brocq le faisait remarquer au Congrès de Vienne (1892), que ce terme soit entendu dans son acception la plus large. Dans les types purs de la maladie, l'éruption peut être polymorphe au cours d'une même poussée, ou bien varier d'aspect suivant les poussées successives, être érythémato-vésiculeuse lors d'une première poussée, bulbeuse à la deuxième, polymorphe vraie plus tard.

Et s'il est des faits où le polymorphisme semble manquer, que caractérisent seulement des plaques érythémateuses avec des groupes de vésicules dans l'un, des circinations érythémateuses urticariennes dans l'autre, le même aspect pouvant se retrouver dans diverses poussées successives ; du moins, ces éruptions sont-elles comparables par leurs grands caractères et leurs phénomènes subjectifs, à certaines poussées des plus typiques des dermatites polymorphes ; et aussi méritent-elles d'y prendre place.

Dans tous les cas, elles se séparent franchement de l'urticaire vraie ou du simple érythème, par la diversité même atténuée de leurs éléments, et par la présence pour ainsi dire constante d'éléments vésiculeux ou bulleux, si minimes qu'ils soient.

III. — Enfin nous trouvons dans la dénomination que Brocq a donnée aux dermatites polymorphes un complément de la définition qui les caractérise, en soulignant nettément les phénomènes subjectifs éprouvés par le malade.

C'est à peine si Hebra en parle, et nous lisons dans les leçons de Kaposi ceci : « Je n'ai à signaler d'autres phénomènes, notamment pas de fièvre, ni de symptômes subjectifs dignes d'attention ; quelquefois une légère sensation de cuisson dans la forme papuleuse, dans le lichen ortié un prurit plus intense, parfois des douleurs réelles dans les articulations des doigts, du poignet, aux malléoles.

Evidemment l'étude de ces phénomènes a paru bien courte aux différents auteurs qui ont repris en France l'étude de cette affection, et l'effort de de Molènes fut de mettre en relief l'importance que prenait parfois les phénomènes généraux et fonctionnels.

Besnier lui-même fait à cette simple proposition de Kaposi une forte addition : « Les choses, dit-il, sont loin d'être aussi simples ; à toutes les périodes des érythèmes, on peut constater des troubles de la sensibilité générale, des hypéresthésies localisées aux éléments éruptifs, des névralgies, des mélalgies, des arthralgies, des arthropathies. Dans la période prééruptive, et même pendant l'éruption, on trouve parfois une véritable dermalgie, et des myalgies qui rendent très difficile l'appréciation du siège des douleurs accusées par le patient. C'est toujours de l'hyperalgesie ; nous n'avons rencontré, digne de remarque, ni anesthésie, ni analgésie. Le prurit, la brûlure, le picotement sont souvent constatés pendant l'éruption. »

De ce court exposé, il résulte clairement deux choses :

1° Que Besnier y a rappelé les phénomènes douloureux des érythèmes polymorphes graves, dont la forme noueuse est le représentant le plus habituel, fonction d'une cause encore obscure, et déterminant un retentissement marqué sur l'état général du malade, à la façon des pseudo-rhumatismes infectieux ; mais nous avons vu que l'érythème noueux forme une classe à part de l'érythème polymorphe, et il ne s'agit pas là des faits où la confusion peut être possible (il n'y a là ni vésicule ni bulle).

2° D'autre part, Besnier a observé et décrit les douleurs à caractère prurigineux prédominant que l'on observe dans les dermatites polymorphes douloureuses, et semble les avoir groupées par extension peu justifiée dans les érythèmes polymorphes, (forme bulleuse).

Il semble plus exact de s'en tenir à l'énoncé de Kaposi, et d'opposer au contraire à l'indolence habituelle, sinon absolument constante de l'érythème polymorphe, la note douloureuse prédominante des dermatites polymorphes aiguës.

Si nous voulons donner à la douleur une valeur primordiale, et justifier la place que nous lui assignons dans le groupement des affections vésiculo-bulleuses qui nous occupent, et par là même la dénomination qui lui a été donnée, il nous faut prouver que ces phénomènes douloureux sont habituels, ou que du moins leur absence dans certains cas ne saurait infirmer l'existence et la notion de ce groupe morbide créé par Brocq.

Que l'importance des phénomènes subjectifs allant de la simple gêne au malaise le plus insupportable, soit majeure dans le syndrome, Brocq l'attestait nettement dès 1888, en faisant la critique des observations apportées par Duhring.

« Les phénomènes douloureux éprouvés par le malade,

ont, à mon sens, une importance capitale. Ils sont constants, et je les considère comme un des quatre grands
caractères pathognomoniques de cette dermatose. »

Plus tard, en 1898, répondant aux dermatologistes
anglais, Colcott Fox, Radeliffle Crocker et Pringle, qui
les tenaient pour secondaires, et fréquemment absents,
il affirmait avec plus d'insistance encore l'existence de
cet « élément morbide capital, véritablement solennel
qui n'est pas attaché simplement à l'éruption, mais qui
peut le précéder ou lui survivre. » Dans cette maladie les
phénomènes douloureux dominent l'histoire des dermatoses qu'il a groupées sous le titre d'ailleurs fort sugges-
tif des dermatites polymorphes douloureuses. Il constitue
un symptôme primordial, au même titre que le polymorphisme avant même le polymorphisme, si ce dernier symptôme n'intervenait pas pour fixer le type objectif suivant
lequel la peau réagit chez certains sujets ; et comme il le
faisait remarquer déjà au Congrès de Vienne (1892), en
raison de cette intervention manifeste des réactions nerveuses dans le syndrome, il estime qu'on pourrait aussi
bien dénommer la maladie, *une névrose cutanée à type
de dermatite herpétiforme*. Dans l'étude de cette névrose,
ce n'est ni la manière dont les téguments réagissent quand
il se produit sur eux des déterminations de cette nervo-
sité,... ni le mode suivant lequel ce nervosisme agit sur la
peau, ordinairement intermittent, et généralement irré-
gulier, qui demeure l'élément difficile à apprécier, mais
bien le principe même, l'essence de la maladie. Sans préjuger des considérations pathogéniques, il est certain que
l'on trouve à l'origine de la maladie cet état particulier

de l'organisme, fait d'excitabilité et d'impressionnabilité
excessive, si manifeste chez certains sujets soit au début,
lors de la première atteinte, soit pendant tout le cours de
la maladie, les phénomènes recevant du fait de chocs
moraux : émotions vives, chagrins divers, une exaltation
évidente.

Le prurit étant de beaucoup la forme subjective la plus
fréquemment accusée par le malade, on s'explique qu'il ait
le premier retenu l'attention des auteurs, et que la maladie ait reçu de Brocq la dénomination de dermatite polymorphe prurigineuse. Mais rapidement, il reconnut que
polymorphe dans son éruption, l'affection était également
variable quant aux sensations éprouvées par le malade,
et que souvent celui-ci se plaignait de ressentir non pas
tant le prurit au sens vulgaire du mot, que des *sensations
de chaleur, cuissons, brûlures,* également intolérables,
et dans tous les cas susceptibles d'exacerbations atroces,
faisant la gravité du pronostic en raison du surmenage
nerveux et de l'épuisement qu'elles entraînent.

Devant l'évidence des faits observés en clinique, et la
netteté avec laquelle Brocq a affirmé à plusieurs reprises,
l'importance de ces phénomènes douloureux, l'on peut se
demander comment beaucoup d'auteurs, en particulier
des dermatologistes anglais et américains, n'ont accordé
aux sensations douloureuses qu'une importance accessoire.
Tous les auteurs, il est vrai, qui ont fait la critique de ce
symptôme dans les dermatites polymorphes, n'ont pas
cherché, en sapant à sa base un des termes fondamentaux,
à ruiner la conception nouvelle ; et l'on peut distinguer
d'une part les auteurs qui l'acceptent, et s'efforcent d'ex-

pliquer les exceptions possibles, et d'autre part les détracteurs de cette forme dermatologique qui, mise en échec dans certains cas, semblerait devoir, par là même, perdre droit de cité en nosographie-cutanée. Nous allons nous expliquer.

Il faut savoir tout d'abord que la plupart des travaux qui ont établi le caractère absolument contingent de la douleur, ont trait à la dermatite polymorphe de l'enfance. Bowen, dans son travail sur la dermatite herpétiforme chez les enfants, étudie avec soin le prurit, et fait remarquer qu'il n'existe pour ainsi dire pas dans près de la moitié des cas de dermatite herpétiforme qui se déclarent chez des sujets de moins de quinze ans. Dans un cas de Pusey, survenu comme la plupart des faits signalés par Bowen, après la vaccination, il n'y avait pas de prurit, mais des sensations d'élancements et de brûlure.

Sur 55 cas relevés par Fr.-C. Knowles dans les divers auteurs, le prurit n'existait d'une manière accentuée que 21 fois. Enfin, dans son article sur la dermatite herpétiforme chez l'enfant, paru dans les Archives de médecine des enfants, juillet 1904, le Dr J. Hallé fait remarquer que prurit et douleur, constants chez l'adulte, peuvent manquer chez l'enfant. Il fait remarquer que ces symptômes sont difficiles à apprécier chez le jeune sujet incapable de bien renseigner; et que, en outre, plus les enfants avancent en âge, plus les phénomènes douloureux paraissent augmenter, et il ajoute : « Nous ne nous croyons pas autorisés à rejeter du groupe des dermatites polymorphes douloureuses de Brocq, les observations concernant des enfants chez lesquels on retrouve tous les symptômes cutanés et l'évolution de la maladie, mais chez lesquels on n'a pas nettement observé de douleur. Il ne faut pas oublier, que chez l'enfant, la douleur manque dans certaines affections, et que par exemple le zona, si douloureux chez l'adulte, ne donne souvent lieu à aucune douleur dans le jeune âge. »

Le Dʳ Dubreuilh se rangeant à l'avis d'Hallé, invoquait le même argument pour expliquer ces faits : « Ne voit-on pas le zona provoquer après cinquante ans d'atroces névralgies tandis qu'il peut ne pas causer la moindre soufrance dans le jeune âge ? »

Cet argument si favorable à la thèse soutenue par Brocq et si séduisante pour expliquer certains faits de dermatites polymorphes douloureuses rattachées maintes fois à un trouble du système nerveux, n'échappe pas à l'observation rigoureuse des faits qui en montrent l'inanité.

La dermatite polymorphe douloureuse vraie, avec prurit et douleurs extrêmement intenses, existe aussi chez l'enfant : les statistiques que nous avons citées le prouvent ; aussi ne peut-on dire que le jeune âge empêche cette affection d'être douloureuse. On rencontre au-dessous de 15 ans, les deux catégories de faits, mais les faits dans lesquels la douleur manque sont infiniment plus fréquents au-dessous de 15 ans qu'au-dessus de cet âge. Par ailleurs, il faudrait trouver des faits très nets dans lesquels la dermatite polymorphe, serait indolente dans le jeune âge, et deviendrait franchement douloureuse à mesure que grandirait le sujet.

Or s'il est des cas où les phénomènes douloureux n'ont fait leur apparition que secondairement, après une première série de poussées éruptives non douloureuses il faut reconnaître que dans la majorité des cas, au contraire, à mesure que le sujet avance en âge, les dermatoses polymorphes de l'enfance tendent à diminuer d'intensité.

Cette objection est plus troublante en apparence qu'en réalité, et nous verrons bientôt comment il est possible d'y répondre en analysant la critique des véritables détracteurs des dermatites polymorphes douloureuses.

Le 7 décembre 1907, MM. Halopeau et Aine ont fait à la Société française de dermatologie et de syphiligraphie, une communication sur un cas de maladie de *Duhring-Brocq*, indolore et variable dans ses manifestations, intéressant un enfant de 5 ans. « Ce qu'il y a de plus remarquable dans cette histoire morbide, c'est l'absence complète de prurit ainsi que de toute sensation douloureuse. L'on peut donc se demander, en présence de cette constatation d'une part, et d'autre part des déclarations si péremptoires de Brocq sur l'importance de la douleur, si c'est bien à cette maladie que nous avons affaire : notre observation ne laisse aucun doute à cet égard ; il faut admettre que la loi posée par Brocq n'est pas sans exception. Mais dès lors la dénomination de *dermatite polymorphe douloureuse chronique* n'est plus acceptable. » Aussi ces auteurs proposent-ils en attendant le jour où des notions précises seront acquises relativement à la nature de la maladie, de lui donner pour noms ceux des auteurs qui l'ont le mieux fait connaître : MM. Duhring et Brocq.

Réponse : Si tous les faits que nous avons relatés sont exacts, et Brocq apporte lui-même à l'appui de cette particularité chez l'enfant quelques observations intéressantes

— il n'est pas difficile d'y répondre — si l'on veut bien se reporter au chapitre III de notre étude, et se familiariser avec la conception des réactions cutanées.

Nous avons vu que Duhring, en édifiant sa dermatite herpétiforme, semblait avoir prétendu établir l'existence d'une entité morbide vraie, bien définie.

Brocq lui-même, imbu des idées qui animaient au moment de ses premiers travaux sur cette question, l'esprit de tous les dermatologistes, avait pensé pouvoir décrire sous le vocable de ses dermatites polymorphes douloureuses une entité morbide bien définie, ayant sous une appellation plus exacte la même compréhension que la maladie décrite par Duhring, et absorbant non seulement les faits cités sous le nom de dermatite herpétiforme, mais encore d'autres faits très voisins analogues à ceux dits dermatite herpétiforme, mais n'en ayant pas l'herpétiformité.

Mais peu à peu l'opinion que cet auteur se fit de ses dermatites polymorphes s'était transformée, et les dermatites polymorphes allaient bientôt servir de thème de choix pour la compréhension des réactions cutanées, s'opposant en nosographie aussi entités morbides.

En 1898 ses idées sur les dermatoses s'étaient déjà modifiées, et il ne confondait plus dermatites herpétiformes, et dermatites polymorphes douloureuses ; celles-ci comprenaient, outre d'autres faits, la dermatite herpétiforme de Duhring, laquelle constitue un syndrome plus circonscrit que la dermatite polymorphe douloureuse.

En 1907, dans son traité élémentaire de dermatologie pratique, « nous n'avions plus la moindre illusion sur la valeur réelle de nos dermatites polymorphes douloureuses. Elles ne constituent nullement une maladie bien définie, mais simplement un syndrome objectif, subjectif et évolutif qui nous paraît net et intéressant à mettre en relief. »

Si l'on admet sa conception des réactions cutanées, et des faits de passage qui les relient toutes, il n'y a pas lieu de se stériliser dans des querelles interminables pour savoir si un fait d'éruption polymorphe érythémato-vésiculo-bulleuse non douloureuse, doit être oui ou non rangé dans les dermatites polymorphes douloureuses. Évidemment non. Mais il doit logiquement être classifié à côté de ce groupe, tout près de lui, à côté du pemphigus vulgaire bénin. Aussi ne peut-on souscrire à la proposition de M. Hallopeau qui demande la suppression des dermatites polymorphes douloureuses, parce qu'il y a des faits non douloureux. Si la dermatite polymorphe douloureuse, dit Brocq, était une entité morbide bien définie, une pareille objection se comprendrait. Mais, tout d'abord, si la dermatite polymorphe douloureuse était une entité morbide, à étiologie et à pathogénie élucidées, elle ne s'appellerait plus dermatite polymorphe douloureuse, elle porterait le nom de son agent pathogène. Mais ce n'est qu'un syndrome dont l'étiquette est moulée sur les caractères principaux des faits qui le constituent, et dans lequel l'élément douleur joue un rôle primordial, Comment dès lors déclarer que cet élément douleur n'a dans ce syndrome aucune importance? C'est purement et simplement le détruire, et pour quel motif? Pour y faire rentrer un fait pour lequel ce cadre n'a pas été construit.

En résumé à côté du syndrome morbide : *dermatites polymorphes douloureuses aiguës,* on peut établir un autre syndrome caractérisé par les mêmes lésions éruptives, la même évolution, et ne présentant aucun phénomène subjectif douloureux, sans que pour cela on soit tenu de le ranger dans un autre groupe morbide, trop différent par tant de côtés, tel que l'érythème polymorphe. Mais diront certains critiques, entre les cas dans lesquels les symptômes subjectifs sont très accentués, et ceux dans lesquels ils font totalement défaut, n'y a-t-il pas de l'aveu même des plus ardents défenseurs des réactions cutanées, toute une série de faits de passage : et l'existence de faits de passage entre deux types, ne prouve-t-elle pas l'identité de nature ? C'est la proposition qu'avait émise M. Hallopeau, parlant des rapports qui existent entre la dermatite herpétiforme et le pemphigus foliacé.

L'on voit à quelles conséquences aboutirait une semblable interprétation des lois qui se retrouvent partout dans la nature : les couleurs distantes du prisme ne sauraient être confondues et ramenées à une seule, sous prétexte qu'entre elles s'étagent toute une gamme de couleurs intermédiaires ; deux accords produits sur le clavier ne sont pas superposables l'un à l'autre, bien qu'il existe entre eux une série ininterrompue d'accords qui les relient ; de ce qu'il existe entre les divers groupes de végétaux ou d'animaux des types de passages vivants ou ayant vécu, l'on ne doit pas pour cela identifier ces divers types ; on ne leur doit même pas identifier les types de passage qui sont simplement considérés comme des groupes secondaires, quoique d'une importance majeure pour la conception générale de la chaîne des êtres organisés. De même il ne pourrait y avoir la moindre identification entre deux groupes morbides qui pour être voisins par bien des points de leur histoire, présentent entre eux la distance qui sépare l'indolence, des manifestations subjectives les plus pénibles. .

On pourrait aussi objecter que chez un même malade, pendant le cours d'une dermatite polymorphe douloureuse chronique (et nous savons la parenté qui unit les dermatites polymorphes aiguës aux formes chroniques), il peut y avoir des séries éruptives extrêmement douloureuses, d'autres au contraire pendant lesquelles les douleurs sont presque négligeables.

A ceci nous pouvons répondre que dans l'immense majorité des cas, elles ne font pas défaut, au moins immédiatement avant ou pendant la poussée éruptive et que, par ailleurs, l'existence même inconstante des phénomènes douloureux accentue la parenté de ces faits sans les confondre. Ne voit-on pas aussi certaines poussées être herpétiformes, et d'autres ne pas l'être ; certaines poussées être monoformes, et d'autres polymorphes.

De tout ceci, il résulte que la douleur, sous quelque forme qu'elle se présente, ne saurait servir à délimiter le cadre des dermatites polymorphes. De même qu'elle n'est que contingente dans les érythèmes polymorphes, de même elle est inconstante au cours des affections vésiculo-bulleuses que nous étudions. Elle apparaît comme un phénomène surajouté au syndrome des dermatites polymorphes, mais avec une telle fréquence, une telle intensité que l'on a pu être tenté d'en faire un caractère pathognomonique. La vérité paraît résider dans ce fait que les conditions qui commandent l'éruption, et celles qui font naître les phénomènes subjectifs douloureux, s'associent très étroitement, mais sans se confondre. Considérant, par exemple, une autre affection, le psoriasis, mieux individualisé en nosographie cutanée, sans que, pour cela, l'on puisse le ranger parmi les entités morbides: tous s'accordent à le considérer comme une affection non douloureuse, le plus souvent indemne de tout phénomène fonctionnel ; et cependant l'on voit des malades, à certaines périodes de leur psoriasis, sous des influences variables, qui toutes retentissent sur l'équilibre de leur système nerveux (fatigue, surmenage, intoxication même) présenter des phénomènes de prurit, et du grattage susceptible d'en modifier la nature (psoriasis irrité). Est-ce à dire que le prurit relève de la cause encore inconnue qui a fait le psoriasis chez ce malade? Nullement. Il nous apparaît seulement comme un nouveau témoin de la prédisposition, fournie par le sujet, aux réactions vives du côté de sa peau.

Ce qui distingue à *ce point de vue* les dermatites polymorphes du psoriasis d'une part, de l'érythème polymorphe, d'autre part, c'est la fréquence extrême et la violence des phénomènes douloureux, au point d'être presque constants chez l'adulte, et souvent intolérables. Mais la dou_ leur ici vient seulement s'ajouter au tableau morbide, et par cette fréquence et son acuité, ajouter à la vraisemblance de l'origine nerveuse de la maladie, sans que l'on soit autorisé d'aller plus loin dans l'assimilation des faits et la voie des hypothèses.

En résumé :

Toutes les conditions pathogéniques qui se groupent pour associer leurs effets et former le type morbide complet, peuvent à certaines périodes de la maladie ne pas agir simultanément, et l'on comprend ainsi comment le tableau clinique peut varier d'un malade à l'autre, et chez le même sujet d'une période à l'autre de la maladie. Sans pouvoir, à ce point de vue, formuler de règles fixes, et dissocier des faits aussi intimement unis en clinique, il est permis de penser que les conditions qui commandent les phénomènes douloureux, le prurit en particulier, ne sauraient être confondues en tous points avec les causes, évidemment obscures, des dermatites polymorphes. Les intoxications de l'organisme semblent jouer au principe même de la maladie un rôle capital, qu'elles résultent d'une influence venue du dehors par l'alimentation ou les contacts irritants externes, ou qu'elles résultent d'une activité défectueuse soit des grands émonctoires de l'économie soit des glandes vasculaires sanguines. Mais le système nerveux, qui plus qu'aucun autre tissu dans l'organisme, par son plus haut degré de perfectionnement et de ce fait par sa plus grande vulnérabilité, semble prédisposé à subir le retentissement de cette intoxication, nous paraît entrer pour une large part dans le déterminisme des phénomènes douloureux. L'on peut s'expliquer ainsi leur inconstance ou du moins leur variabilité, puisqu'ils nous apparaissent comme étroitement liés au degré d'excitabilité nerveuse que créent, au début des paroxysmes douloureux, les émotions vives, les traumatismes ou le surmenage. L'expérience prouve suffisamment combien chacune de ces conditions pathogéniques rares chez l'enfant, où elles peuvent s'observer cependant et n'être que passagères, augmentent avec l'âge où où elles risquent de devenir définitives.

PIÈCES JUSTIFICATIVES

Avertissement

Nous avons classé nos observations sous trois chefs :

Dans un premier groupe de faits nous avons groupé des observations qui nous ont paru répondre parfaitement, les unes à la dénomination d'érythème polymorphe de Hébra, les autres à la dénomination des Dermatites polymorphes douloureuses aiguës.

Dans un deuxième ordre de faits, nous avons placé quelques observations qui nous ont paru avoir été indûment rapportées à l'érythème polymorphe, et semblent beaucoup plus justiciables d'une place parmi les dermatites polymorphes douloureuses aiguës.

Dans une troisième classe enfin, nous nous sommes efforcés de montrer que la délimitation nette entre les deux syndromes peut être assez délicate, et nous avons recueilli quelques-uns des faits qui nous ont paru le mieux justifier la conception des faits de passage.

OBSERVATIONS

I. — Observations types : A. — d'Erythème polymorphe

Observation I

Érythème œdémateux polymorphe (Communiquée
par M. E. Besnier *in* thèse de Molènes).

B... (Victorine), 29 ans, cuisinière, entrée le 8 avril 1878, salle
Saint-Thomas, lit n° 50 (hôpital Saint-Louis, service de M. Besnier). Bonne santé habituelle, variole en 1868 ; pas de migraines, pas de névralgies, pas de rhumatisme. Du côté de ses antécédents héréditaires, rien à noter, pas plus que du côté de ses collatéraux.

Il y a une quinzaine de jours, la malade, à la suite d'un refroidissement, fut prise de toux, de dyspnée légère et de céphalalgie vive. Dix jours après environ, et sans autre cause appréciable, une petite éruption survint la nuit sur le cou. Depuis ce jour, les premiers éléments éruptifs se sont agrandis, et de nouveaux ont apparu sur les mains ; en même temps la toux a légèrement diminué.

L'état est actuellement (8 avril) le suivant. L'éruption occupe, par ordre de date, la nuque, la face, les mains, sur lesquelles on la trouve à l'état le plus élémentaire. On aperçoit d'abord sur la face dorsale de la main, du poignet et de l'avant-bras de toutes petites taches rouges du volume d'un grain de mil, dont la coloration disparaît complètement par la pression, mais qui reposent sur une saillie papuleuse plus appréciable au toucher qu'à la vue. Sur le dos de la main gauche, on trouve, en outre, une tache un peu plus grande que les autres, mais présentant les mêmes caractères. On trouve aussi quelques taches disséminées sur la face dorsale des doigts. Les lésions sont plus avancées sur la main et le poignet droits qu'à gauche ; les éléments y forment de véritables placards de la dimension d'une pièce de 50 centimes à celle d'une pièce de 2 francs ; leur coloration est rouge vif, érythémateuse, intense au centre, un peu plus pâle à la périphérie pour les plus petits, présentant, au contraire, un centre presque décoloré avec zones rouges à teinte décroissante pour les plus grands.

Il n'y a ni croûtes, ni squames ; mais les points rouges reposent tous sur des saillies nettes à bords bien délimités. A la loupe on peut apercevoir que, sur certains points, l'épiderme est soulevé en véritables vésicules qui correspondent aux points les moins colorés et dont la piqûre laisse écouler une goutte de sérosité transparente. Si on pratique une piqûre en dehors de ces vésicules sur un point quelconque des placards, on obtient une sérosité sanglante, comme après la piqûre d'une région œdémateuse. Les placards ne semblent affecter entre eux aucun groupement systématique et sont irrégulièrement disséminés.

A la face on aperçoit quelques placards dispersés sur les joues et la lèvre inférieure, les régions temporales, où ils restent isolés, et sur le front, où ils sont confluents et forment une grande bandelette étendue le long de la ligne d'implantation des cheveux sans envahir le cuir chevelu.

A la nuque, enfin, est un large placard du volume de la main, environ, à bords nettement dessinés, mais sinueux, entourés surtout vers la gauche de petits placards nummulaires : les bords forment un relief très accusé. La teinte générale est rose vif ;

elle s'arrête brusquement sur les limites mêmes de la saillie, mais n'est pas uniforme et présente des marbrures blanches mêlées à des points rouges plus vivement colorés. Au toucher, ce placard est inégal, chagriné, parsemé de saillies papuleuses, plus chaud que la peau circonvoisine. Il renferme aussi des saillies vésiculeuses comme sur les mains.

Ce placard est par moment le siège de cuissons très vives. Pas de démangeaisons.

Les muqueuses sont saines, sauf celle du bord libre de la lèvre inférieure, que quelques placards envahissent légèrement. Deux petits placards sur le côté externe du genou gauche. État général bon ; bronchite en résolution.

9 avril. — Apparition de nouvelles taches d'érythème papuleux. On note expressément que l'éruption qui occupe la périphérie des articulations des genoux n'a été précédée et n'est accompagnée d'aucune douleur articulaire ni périarticulaire. Rien sur les pieds ni au-devant des tibias, ni à la paume des mains. Les placards ont une coloration vineuse, leur phlyctenisation n'a pas augmenté.

Taches érythémateuses sur les bords postérieurs des hélix. Symptômes nets de la bronchite simple. Pouls, 100. Au niveau de la région précordiale, matité, dépassant la moyenne de 4 centimètres carrés, malgré la présence à l'auscultation, des bruits respiratoires normaux et pathologiques, dans toute la région cardiaque. Les bruits du cœur sont lointains, réguliers, mais très obscurs, surtout à la base. On ne peut se rendre un compte exact de l'état des bruits.

Le 11. — Apparition de nouvelles taches, légèrement douloureuses au-devant des tibias et sur le dos du pied, avec douleurs vagues aux genoux et aux cous-de-pied.

Ce sont toujours, au début des placards rouges, diffus, de

forme irrégulière, à bords délimités formant une saillie peu considérable, et très vasculaires.

Ailleurs, les anciens placards se sont étalés. Sur la main gauche, les placards ont augmenté de saillie et d'étendue, restent
isolés. Ils représentent nettement l'érythème papulo-tubercu-
leux. Sur l'avant-bras, jusqu'au coude, quelques macules rouges
semblables à celles des membres inférieurs. Pas de douleurs
articulaires, si ce n'est aux genoux. Sur le dos de la main droite
le vaste placard que nous avons signalé s'est considérablement
tuméfié. Le dos de la main est extrémement œdématié, mais
aucune phlycténisation n'apparaît. Confluent au centre, l'érythème est dessiné sur les bords par une ligne régulièrement fes-
tonnée résultant de la juxtaposition de placards analogues à ceux
que l'on observe isolés sur le dos de la main gauche. Toute cette
région est le siège d'une sensation vive de piqûre et de brûlure,
mais non d'arthralgie. Pouls 96. Dyspnée légère, toux fréquente,
humide, avec expectoration muco-purulente, aérée, assez adhérente au crachoir, quarante respirations par minutes. A l'auscultation, inspiration sèche, égale en durée à l'expiration (emphysème
pulmonaire) ronchus sous-crépitants aux deux bases en arrière,
surtout à droite. En avant, prédominance de l'expiration en
durée, en intensité et en abondance de ronchus; râles sibilants
en avant. Mêmes caractères de l'état cardiaque.

Langue nette, appétit absent, la constipation de six jours a
cédé à un lavement. Coliques abdominales constantes. Sommeil
imparfait.

Amidon, flanelle. Julep diacode.

Le 12. — Diminution des douleurs des régions supérieures.
Les taches des membres inférieurs s'élargissent et s'étalent.

Pouls 96. Douleurs des genoux modérées.

Aux mains, les placards sont toujours très colorés, plus étalés,
plus cohérents, moins saillants.

Le 13. — Amélioration continue des placards, sur lesquels les sensations de piqûre ont augmenté ; la température est, à leur niveau, plus élevée qu'au niveau des parties saines. La coloration vineuse devient de plus en plus livide.

Les arthralgies sont toujours très modérées ; il faut provoquer à cet égard les déclarations de la malade.

Aucun amendement dans les phénomènes thoraciques.

Transpiration considérable à la fin de la nuit, accompagnée d'une forte sensation de refroidissement.

Constipation. (Lavement au miel mercuriale). Pouls 88.

Sulf. de quinine : 0,50. 10 tabl. d'ipéca. Julep diacode avec 1 gramme de teinture de digitale.

Le 15. — Nausées et vomituritions dues à la digitale.

Amendement de la toux ; l'expectoration est plus liquide et moins purulente. La poussée éruptive semble finie ; sur le dos des mains il ne reste plus qu'une teinte érythémateuse diffuse sur laquelle apparaissent trois ou quatre îlots d'érythème papulo-noueux que l'on observe d'ailleurs également sur les autres placards des membres inférieurs, de la nuque, de la face. La langue est blanche encore, mais humide, la dyspnée moindre...

Le 17. — Pouls, 76. Affaissement lent des placards rouges œdémateux et des éléments papuleux qu'ils renferment. En quelques points la bordure des placards reste saillante, et en d'autres des plaques qui jusque-là étaient restées planes deviennent noueuses, surtout aux environs de la région tibiale où il y a aussi de l'œdème. Quelques nouveaux placards se sont développés à la surface externe des cuisses. A la figure, la coïncidence du retrait de la lésion sur certains points et son développement sur d'autres donnent lieu à des taches d'érythème iris.

Légère desquamation fine, furfuracée du placard de la nuque.

Le 18. — Amélioration générale. Les placards s'affaissent à peu près généralement.

Le 20. — Les plaques de deuxième génération s'affaissent et se décolorent lentement, mais on peut encore trouver quelques papules nouvelles et une activité absolue à la périphérie de quelques placards. L'état général devient meilleur malgré une diarrhée légère.

Le 22. — Toujours de nouvelles poussées très légères d'érythème marginé ont lieu au cou et à la face; mais nulle part il ne se produit des vésicules ou des bulles.

Le 23. — Les placards de seconde poussée semblent avoir fini de s'étaler et se décolorent d'après le même mode que précédemment. L'érythème est effacé à peu près aux mains où nous constatons une légère desquamation, mais il persiste au cou.

Le 25. — Exéat sur la demande de la malade.

Observation II

Erythème polymorphe, iris à récidives cataméniales,
par MM. Ch. Audry et Tomey.

Marie F..., 42 ans, est admise le 4 décembre 1908 à la clinique de dermatologie et de syphiligraphie de Toulouse.

Mère morte à 42 ans d'une crise d'asthme. Père mort à 64 ans, d'un épithélioma de la lèvre.

Rougeole à 9 ans. Fausse couche de deux mois environ à 20 ans. Fièvre typhoïde à 23 ans.

Réglée vers l'âge de 16 ans; ses règles duraient trois jours, sans douleurs régulières.

Mariée à 27 ans, pas de fausses couches, pas d'enfants.

N'a jamais eu de troubles gastriques, pas de constipation.

Il y a environ huit ans, la malade vit apparaître à la face dorsale de ses mains, à la face palmaire, à la face dorsale de ses pieds, des plaques érythémateuses arrondies, roses, et surmontées d'un soulèvement bulleux. Cette éruption précéda de cinq ou six jours environ la venue de ses règles, et dura dix jours. Elle s'était développée, au dire de la malade, presque subitement avant de se coucher ; par une petite plaque rouge à la face dorsale de sa main. Le lendemain matin les plaques étaient devenues abondantes, et siégeaient aux régions précitées ; il ne s'en est pas formé les jours suivants.

La malade continua son travail, et ne se rappelle avoir eu ni fièvre ni perte de l'appétit.

Cette éruption se reproduisit régulièrement tous les mois précédant de cinq à huit jours le flux menstruel.

Depuis une quinzaine de mois, la malade constata que cette éruption apparaissait une huitaine de jours après les règles.

Trois jours avant l'apparition de cet érythème, elle remarquait de l'anorexie, des démangeaisons, et une sensation de douleur à la pression ; elle signale à ce moment de l'hyperhidrose palmaire.

Ne pouvant plus travailler, elle alla consulter un médecin le 28 mars 1908, qui lui ordonna un médicament dont l'emploi supprima les éruptions pendant six mois.

Le 15 novembre. — Menstruation qui dure trois jours, suivie d'anorexie, d'hyperhidrose palmaire, et quelques jours plus tard, le 26 novembre l'apparition d'une plaque rouge sur la face dorsale de la main droite; celle-ci est bientôt suivie d'un grand nombre d'autres tant sur la face palmaire des doigts que sur la face dorsale des deux mains ; il existe une plaque sur la face dorsale du petit orteil du pied gauche.

Ces régions étaient douloureuses à la pression, et la malade éprouvait aux mains du prurit et une vague sensation de chaleur.

Elle présente aussi à son entrée à la clinique, le 4 décembre, à la partie antérieure du genou gauche, au-dessous de la rotule, et sur le petit orteil du pied droit, des plaques érythémateuses arrondies, d'étendue variable, et surmontées d'un soulèvement bulleux.

Sous le genou, on voit une surface érythémateuse faisant une saillie très appréciable, douloureuse à la pression, dure et tendue à la palpation. Le centre est occupé par une vésicule saillante, et contenant un peu de liquide d'aspect blanchâtre ; autour de cette vésicule, une zone, érythémateuse rouge brun ; faisant un cercle autour de cette zone, on remarque un anneau formé de petites vésicules, et entourant le tout, une zone érythémateuse infiltrée et saillante d'un rouge vif ; le bord est très net et bien délimité. Aux mains, tous les éléments ont conflué et forment des contours irréguliers.

Bientôt, 8 décembre, tous ces éléments se sont affaissés et ont une couleur rouge brun.

En résumé, érythème polymorphe à forme iris, l'on peut même dire herpès iris, dont l'intérêt réside entièrement dans la fréquence des récidives, et leurs rapports avec la *menstruation*.

B. — Dermatites polymorphes douloureuses aigues

Observation III

Observation 12 dans la thèse de Nodet. Pemphigus aigu. Hydroa bulleux.

Le nommé V... (Charles), âgé de 24 ans, tourneur sur cuivre, né à Beloir-sur-Mer (Somme), demeurant à Belleville, est entré le 27 septembre 1876 à l'hôpital Saint-Louis, salle Saint-Mathieu, nᵒ 24.

Ce malade a toujours eu une bonne santé. Le jeudi 21 septembre, dans le courant de la journée, il a constaté sur le dos de la main droite, *l'apparition de vésicules* qui étaient le siège de vives démangeaisons ; d'autres se sont montrées sur l'avant-bras droit et différentes régions du corps. Le malade n'a pas eu de malaise avant l'éruption, mais dans la nuit de samedi à dimanche, il a eu une indigestion et a conservé de l'inappétence pendant deux jours. La plus forte poussée de l'éruption s'est faite le dimanche 24 septembre.

Actuellement on constate la présence de plusieurs bulles remplies d'un liquide citrin, sur le dos de la main droite et sur la face postérieure de l'avant-bras. Au niveau du poignet, il existe quelques bulles affaissées recouvertes de croûtes, qui, au dire du malade, déterminent de la cuisson au moment où elles se rompent. Sur le dos de la main et sur le bras on trouve des plaques rougeâtres disséminées, plus nombreuses vers le coude, elles sont le siège de vives démangeaisons, et à leur surface on voit quelques vésicules. La main et l'avant-bras droit sont tuméfiés, et la peau a une légère coloration rouge.

Sur le membre supérieur gauche l'éruption offre les mêmes caractères, mais elle est plus discrète. Autour des plaques rouges existe une zone d'un rouge plus clair, et sur quelques-unes on voit de petites saillies. Des plaques semblables existent sur la poitrine, et remontent sur les parties latérales du cou, sur les joues aussi, ce qui donne au visage une coloration rouge diffuse. Sur les épaules, les fesses, les cuisses, on remarque des plaques d'une coloration foncée, qui ne provoquent pas de démangeaisons. Aux membres inférieurs l'éruption est peu abondante.

Rien aux muqueuses.

Pas de fièvre. Appétit conservé

29 septembre. — Plusieurs bulles volumineuses ne présentent pas de zone inflammatoire. Deux ou trois plaques sont devenues bulleuses. Sur la poitrine et à la face interne de l'avant-bras gauche on observe une élevure rouge ressemblant *à une plaque d'urticaire sans soulèvement épidermique.*

4 octobre. — Sort guéri.

Nodet insiste sur le polymorphisme de l'éruption remarquable par ce fait que les caractères de l'urticaire, de l'herpès en cocarde, de l'érythème papuleux, se trouvent à la fois réunis.

Observation IV

Cas II dans la thèse de Nodet. Observation due à M. Lailler, et intitulée Pemphigus aigu.

Le nommé M... Hyacinthe, 33 ans, boucher, né à Paris, entre à l'hôpital Saint-Louis, salle Saint-Louis, n° 55, le 24 juin 1869.

Son père a succombé à l'âge de 65 ans, à la suite d'une affection hydropique, il était porteur d'une affection croûteuse autour de la bouche. Sa mère est morte phtisique à 54 ans; ses deux sœurs sont mortes, l'une de convulsions, à l'âge de 5 ans, et l'autre à 33 ans, de phthisie pulmonaire. Le malade lui-même a eu dans son enfance beaucoup de gourmes, mais pas d'ophtalmies, ni d'adénites suppurées. Pas d'antécédents rhumatismaux, pas de maladies vénériennes, jamais d'éruptions cutanées.

Marié à 18 ans, il a eu trois enfants, dont deux sont morts en bas âge, l'autre, âgé de cinq ans, se porte bien.

Depuis deux mois, le malade a une coupure au pouce droit qui n'est pas guérie et qui suppure beaucoup, quoique la plaie ne soit pas profonde. Au médius gauche, piqûre avec un os, datant du 21 juin et qui donne lieu à une suppuration abondante avec décollement de l'épiderme, sans avoir été précédé par une bulle.

Il travaille en moyenne dix-huit heures par jour à tuer des bestiaux.

Après avoir travaillé ces jours derniers comme d'habitude,

sàns avoir eu froid, sans avoir fait aucun excès, il a été pris le
21 juin, à 7 heures du soir, de démangeaisons entre les cuis-
sés. En rentrant chez tui, il a vu sur la partie interne des cuisses et sur le scrotum une vingtaine de bulles arrondies, remplies
d'un liquide clair et transparent. Dans la journée, il n'avait
ressenti aucun malaise, pas de fatigue inaccoutumée, pas de
de courbature, pas de frissons, et il a mangé le soir comme à
l'ordinaire. Dans la nuit, insomnie, céphalagie, douleurs vives,
sensations de cuisson, de brûlure dans les points occupés par
l'éruption. Le matin, vomissements glaireux abondants ; malgré
une céphalée continuelle, le malade a continué à manger et est
venu à pied à l'hôpital Saint-Louis. L'éruption n'occupait alors
que les cuisses et le doigt indicateur de la main droite.

Néanmoins la journée du 22 a été relativement bonne. Dans
la nuit du 22 au 23, le malade a beaucoup souffert ; insomnie
absolue, frissons, fièvre, peau brûlante, sèche. Suppression de la
sueur des pieds, qui était ordinairement abondante chez le
malade.

Le matin, l'éruption s'était généralisée, des bulles s'étaient
développées sur le cuir chevelu ; on en voyait également une à
la sous-cloison du nez, une à la commissure labiale droite et une
autre sur la joue droite. En se rendant à l'hôpital, le malade a
eu des vomissements abondants. Les bulles de la partie interne
des cuisses déchirées donnent lieu à un suintement abondant
et fétide.

Le 24, le malade est abattu, découragé, toute la nuit s'est
passée dans l'insomnie, et il a eu encore quelques vomissements.

On constate quelques bulles récentes à la partie supérieure
du dos et du poignet droit ; enfin le malade se plaint du mal de
gorge et l'on voit une bulle déchirée au voile du palais, à l'union
du pilier droit et de la luette, deux autres bulles siègent à l'extrémité de la langue.

Pas d'engorgement ganglionnaire, sauf dans l'aine droite, où l'on trouve un petit ganglion non douloureux.

28 juin 1869. — L'éruption a augmenté à la partie interne des cuisses, au dos et au cuir chevelu. Les bulles sont volumineuses, sans auréole inflammatoire. Plusieurs bulles affaissées existent à la face inférieure de la langue, à la luette et à la partie postérieure de l'arcade dentaire à droite.

Plusieurs vomissements dans la journée d'hier, pas d'appétit, pas de diarrhée. Trait. : Poudre de lycopode et de tan, 1 pil. de Lutz.

30 juin. — Un peu de diarrhée. Pas de nouvelles bulles depuis la veille ; le suintement de la région génito-crurale est toujours abondant mais moins fétide. Pas de fièvre. L'appétit revient.

1er juillet. — Nouvelles poussées de bulles ; l'éruption est confluente dans le dos, au cuir chevelu et à la partie interne des cuisses. Rien sur les membres, 2 ou 3 bulles seulement sur les mains.

2 juillet. — Depuis trois jours la piqûre de la face dorsale du médius gauche est pansée à l'iodoforme, sans que le pansement ait été renouvelé, pas d'amélioration.

4 juillet. — Pas de nouvelles bulles depuis hier.

5 juillet. — Le malade a de l'appétit et a pu se lever. Pas de nouvelles bulles, mais il a eu de l'insomnie par suite de démangeaisons vives, et ce matin il présente une éruption érythémateuse généralisée. Elle consiste en petites taches irrégulières peu saillantes, confluentes en quelques points. On en retrouve à la face, aux paupières, sur le tronc, dans les points où l'éruption de pemphigus est confluente, aussi bien que sur les membres inférieurs qui n'ont pas présenté d'éruption. Epistaxis abondantes.

6 juillet. — L'éruption est généralisée, il y a de larges plaques érythémateuses sur la poitrine. Trait : bain simple.

7 juillet. — L'éruption a disparu. Pas de nouvelles bulles de pemphigus, de la rougeur persiste dans les points où les bulles étaient confluentes.

Les plaies des mains pansées à l'iodoforme sont cicatrisées.

10 juillet. — A la commissure labiale gauche existe une ulcération superficielle, couverte d'une pseudo-membrane épaisse et blanche, à bords très rouges et peu étendus ; elle a succédé à une ancienne bulle de pemphigus. Sur la luette on retrouve encore l'ulcération pseudo-membraneuse des premiers jours.

Pas de nouvelles poussées.

11 juillet. — Quelques pustules d'ecthyma au milieu des macules consécutives à l'éruption de pemphigus.

15 juillet. — Guérison. Les ulcérations de la commissure labiale et de la luette persistent encore; elles ont touchées avec le nitrate d'argent. Exeat.

Dix jours après le début, l'insomnie persiste encore par suite de démangeaisons et il survient une éruption érythémateuse généralisée, faite de taches irrégulières, peu saillantes, confluentes en quelques points, que l'on retrouve sur tout le corps.

Nousa vons ici les grands caractères fondamentaux dans la dermatite polymorphe douloureuse aiguë, l'éruption capricieuse dans sa localisation rapidement généralisée.

Son mode de début en un point quelconque du corps.

Son polymorphisme éruptif et l'intensité des phénomènes douloureux.

Ce cas doit être considéré comme un exemple réellement typique de ce que nous avons appelé dermatite polymorphe douloureuse aiguë.

Les démangeaisons qui vont dominer la scène ont été

le phénomène initial, elles ont débuté à la face interne des cuisses, se sont produites ultérieurement, là où se manifestaient les poussées éruptives, ont persisté pendant toute la durée de la maladie.

L'éruption débute là où se sont manifestées les démangeaisons, par des bulles sur la partie interne des cuisses, et sur le scrotum ; elles s'étendent et se multiplient, sans aréole inflammatoire, et se généralisent bientôt. La cavité buccale est intéressée, face inférieure de la langue, luette, partie postérieure de l'arcade dentaire à droite.

Observation V

Observation. SAINTORENS, thèse Paris, 1867, p. 19.
Du pemphigus aigu.

Le nommé X..., âgé de 20 ans, entre le 16 avril 1867, à l'Hôtel-Dieu, salle Sainte-Jeanne, dans le service de M. le professeur Grisoble.

Quoique d'une constitution peu robuste, cet homme a joui presque toujours d'une bonne santé ; disons cependant que, vers l'âge de 3 ans, il eut à la partie interne de la cuisse gauche un abcès froid dont on retrouve encore la cicatrice.

Antérieurement, il n'a jamais éprouvé de douleurs rhumatismales, soit musculaires, soit articulaires, et jamais non plus il n'a eu de maladies vénériennes.

Les parents vivent encore et ne sont atteints d'aucune affection diathésique.

Il menait une vie régulière, mais travaillait beaucoup ; il était garçon de magasin, et à ce titre, était obligé de faire de longues courses dans Paris.

Le 8 avril. —Il ressentit de la fatigue dans les jambes et surtout dans les pieds, qui étaient en outre le siège d'une douleur obtuse. Cette douleur, légère pendant le repos, devenait vive par la marche. Il existait en même temps un peu de rougeur sur la face dorsale de chaque pied. Point de fièvre du reste, point de troubles gastriques, quelques épistaxis seulement.

Le 14. — Après une longue course, il dut retourner en voiture chez lui, tant ses pieds étaient tuméfiés. Il ressentait aussi à ce moment de la douleur dans la région lombaire.

Le lendemain, veille de son entrée à l'hôpital, il aperçut quelques vésicules sur la face extérieure des jambes et aux pieds.

État actuel. — Bulles nombreuses sur la face dorsale des pieds ; aux jambes, elles deviennent plus rares à mesure qu'on s'élève pour revêtir ensuite une grande confluence au niveau du genou ; aux cuisses elles sont peu nombreuses et disséminées. On en remarque deux ou trois à la base du gland et sur la muqueuse du prépuce.

On retrouve aux membres supérieurs à peu près la même disposition qu'aux membres inférieurs, c'est-à-dire qu'elles sont en grand nombre sur les mains, deviennent plus rares à mesure qu'on approche du coude. Là, elle présente une grande confluence, puis on n'en voit que quelques-unes sur les bras et au voisinage de l'épaule. En un mot, l'éruption semble surtout être confluente sur les endroits proéminents et dans les points où l'os est voisin de la peau.

Enfin il existe quelques bulles sur le cou et aux ailes du nez.

Les bulles les plus jeunes, celles qui ne datent que de quelques heures, offrent une teinte grise, rosée ; celles qui sont développées depuis vingt-quatre heures sont fortement distendues et d'une complète transparence. La sérosité qui les remplit est citrine et ne renferme que de rares globules de pus. Les bulles les plus vieilles se froncent, se troublent et deviennent purulentes ; enfin elles s'affaissent et finissent par se confondre avec les bulles voisines, On observe plusieurs de ces groupes au talon et sur les plantes des pieds, mais en ce point, l'épiderme trop épais n'a pas permis aux bulles de se rompre.

Signes d'embarras gastrique, peau un peu chaude. Pouls 96. Cuisson très grande, qui devient encore plus vive, quand à la suite de mouvements intempestifs, quelques bulles se déchirent.

A l'auscultation du cœur, qui du reste n'est pas augmenté de volume, on constate à la pointe et au premier temps un bruit de souffle un peu rude, à la base il n'existe aucun bruit. Dans les vaisseaux du cou, un léger souffle intermittent.

Pas d'albumine ni sucre dans les urines.

Le 18. — Même état général. Engorgement des ganglions inguinaux. Poussées de bulles disséminées sur le thorax.

Le 22. — Nouvelles poussées de bulles sur le tronc et sur les membres. Le malade accusant d'atroces douleurs quand on enlève les linges enduits de glycérine, on remplace ce pansement par un autre, on soupoudre tout le corps avec de la poudre de tan. La cuisson est tellement vive que le sommeil est presque nul.

Le 23. — Bain qui procure un grand soulagement. Apparition d'un certain nombre de bulles à la voûte palatine et sur les piliers du voile du palais.

3 mai. — Les phénomènes généraux ont presque disparu et l'appétit est bon. Les croûtes, correspondantes aux bulles desséchées, commencent à se détacher. Il ne s'est développé aucune bulle nouvelle dans la bouche, et le malade ne souffre plus lorsqu'il mâche ses aliments.

Quelques bulles ont reparu sur le nez, le tronc et les membres.

Depuis cette époque jusqu'au 20 mai, l'état du malade n'a pas notablement changé ; chaque jour, on constate la présence de trois ou quatre bulles nouvelles dans un endroit ou dans un autre.

Au niveau du sacrum, du grand trochanter, de la malléole

Brac

gauche, il se forme des espèces d'ulcères, de plaies, par suite de la réunion de plusieurs bulles. Ces ulcères ont peu de tendance à la cicatrisation.

Sous l'influence de la poudre de tan et de bains répétés d'une part, de toniques de toutes sortes de l'autre, l'éruption finit par disparaître et par s'éteindre.

Observation VI (personnelle).

Dermatite polymorphe douloureuse aiguë récidivante.

G... Julien, âgé de 26 ans, entré dans le service du Dr Brocq, le 30 septembre 1911.

Pour une poussée de bulles intéressant les cuisses et la partie inférieure de l'abdomen, datant de quelques jours seulement, et ayant été précédées pendant quelques heures de démangeaisons très vives.

Le début des accidents actuels remonte au 26 septembre. Pendant la nuit du 26 au 27 le malade est pris de malaises, quelques courbatures et des démangeaisons qui empêchent le sommeil pendant toute la durée de la nuit. Celles-ci ont leur maximum d'acuité au niveau de la face interne des cuisses, sur la face antérieure de l'abdomen et sur les flancs, puis s'étendent rapidement, descendant sur les jambes jusqu'au voisinage du cou-de-pied, remontant au niveau du tronc ; les membres supérieurs ne semblent pas intéressés tout d'abord.

Au niveau des régions grattées, le malade voit survenir le lendemain une poussée de bulles disséminées au sein d'une rougeur diffuse à type urticarien.

Les bulles semblent être développées par conséquent avec une assez grande rapidité, avec ou sans base érythémateuse préexistante.

Elles sont variables dans leur volume, pouvant aller de celui d'une lentille à celui d'une petite noisette, et disposées irrégulièrement, n'obéissant à aucun ordre fixe.

Leur contenu est clair au moment où le malade entre à l'hôpital, mais quelques-unes déjà commencent à devenir opalescentes, et se montrent riches en leucocytes. Les éosinophiles prédominent en grande quantité ; leur nombre atteint 45 $^o/_o$ environ. Par contre l'éosinophilie sanguine ne semble pas dépasser le chiffre normal de un à deux pour cent.

La note intéressante de cette observation réside en partie dans la récidivité de l'attaque. Le malade raconte que la première manifestation de ce genre remonte à l'âge de 21 ans, au moment de son service militaire, et serait survenue à la suite d'un traitement trop énergique de phtiriase inguinale et axillaire traitée par une application d'onguent napolitain, sur le pubis et dans les aisselles. Le troisième jour après cette application de pommade, serait survenu, sur les régions frottées et sur toute la poitrine, un érythème d'abord localisé, puis absolument généralisé et extrêmement prurigineux.

Le malade s'est gratté pendant trois jours, au bout desquels survinrent, dans les régions grattées, des bulles de la grosseur d'une noisette, contenant un liquide verdâtre (?) qui durèrent trois semaines.

Des bulles se manifestèrent également sur la muqueuse de la bouche, sur la face interne des joues, au palais, aux gencives, et sur la conjonctive, très rapidement s'installèrent au-devant des globes oculaires des brides cicatricielles, diminuant la fente palpébrale d'où s'écoulait pendant longtemps un pus jaunâtre qui ne se tarit qu'après une opération faite six mois après le début des accidents.

Pendant ces six mois, le malade fit cinq poussées consécutives de dermatite bulleuse, également importante en gravité, s'accompagnant chaque fois d'atteinte des muqueuses. Puis, les poussées s'espacèrent peu à peu, renouvelées seulement trois fois pendant les six mois suivants. Le malade est resté tout ce temps dans un hôpital militaire où il a été traité à l'extérieur par la levure de bière, et à l'intérieur par de la liqueur de Fowler. On lui donnera des bains d'amidon, suivis d'onction au liminent oléo-calcaire.

En 1907, c'est-à-dire au cours de l'année suivante il fait deux poussées de dermatite bulleuse qui l'amènent dans le service du Dr Balzer, puis du Dr Morax où on lui fait des autoplasties con-onctivales, qui ne remédient que très partiellement à l'état de ses yeux.

En janvier et février 1908, deux nouvelles poussées, également courtes, d'une durée d'un mois à peine, qui furent les dernières usqu'en 1911.

En 1911, le malade est repris à la fin de septembre sous une influence qu'il ne peut préciser d'une nouvelle poussée qui l'amène dans le service du Dr Brocq.

L'aspect de l'éruption est celle que nous avons décrite. Elle dure une quinzaine de jours environ, puis finit par disparaître sans autres incidents.

Ce qui fait l'intérêt de cette observation réside d'une part dans la multiplicité des poussées bulleuses qui ont été presque toujours la forme dominante de l'éruption, et d'autre part l'atteinte des muqueuses, qui pour être banale dans la grande majorité des cas, ne laisse pas de présenter un caractère de gravité tout spécial quand elle intéresse l'organe visuel et ses annexes. Le malade est aujourd'hui à peu près privé de la vue, il a beaucoup de peine à se guider seul. La muqueuse palpébrale et l'épithélium cornéen sont secs et opaques, de coloration blanchâtre, l'épithélium cornéen s'exfolie en couennes grisâtres. Les culs-de-sac sont effacés ; l'on retrouve les quatre brides caractéristiques après l'autoplastie conjonctivale. La sensibilité des cornées et des paupières est fortement émoussée.

Il y a là une gravité accidentelle de la maladie, qui résulte non de sa malignité qui est rare, mais de sa localisation.

Observation VII

Observation recueillie par le Dr Brocq,

dans le service de M. le Dr E. Vidal

T... Charles, âgé de 20 ans, garçon de restaurant, entre le 21 juin 1881 dans le service de M. le Dr E. Vidal, à l'hôpital Saint-Louis. Pendant son enfance il a eu de la gourme, des adénites cervicales non suppurées, du coryza chronique. Il vient d'avoir une attaque de rhumatisme articulaire subaigu ; il en a eu une première atteinte très violente en 1876. Il a eu une blennorrhagie, deux chancres simples, et il présente des symptômes nets d'éthylisme commençant.

Il est pris pour la quatrième fois de l'éruption pour laquelle il entre à l'hôpital. La première poussée a eu lieu en 1874, époque à laquelle il a été soigné par M. Quinquaud : il a été traité la deuxième fois par M. Hillairet, la troisième fois par M. Besnier en octobre 1880. L'éruption actuelle a débuté le 14 juin par un bouton semblable à un petit clou qui s'est formé sur le bras droit ; il s'est accompagné de démangeaisons vives surtout pendant la journée à la chaleur. Puis le bouton s'est élargi et peu à peu il s'en est formé d'autres. Ni fièvre, ni céphalalgie, pas de symptômes généraux.

Le premier bruit du cœur est mal frappé ; les deux sommets des poumons présentent des signes de tuberculose au premier degré. Plaques d'urticaire avec papules médianes excoriées sur la partie gauche du cou, et vers les poignets. Sur la face dorsale des doigts et sur les mains, on trouve des plaques circulaires présentant à leur centre un soulèvement de l'épiderme rempli de sérosité qui, par places, est devenue purulente. En certains points ces vésicules centrales se sont élargies et ont formé de véritables bulles, à la face pulmonaire de l'annulaire gauche en particulier.

Lésions nombreuses à la face palmaire de la même main.

Plaques identiques à la main droite, sur l'avant-bras droit, vers les deux coudes du côté de l'extension. Sur les deux membres inférieurs, on retrouve des lésions d'urticaire et des plaques rouges avec vésicules et bulles, formant cocarde ; elles sont surtout nombreuses vers le genou droit.

Le malade, sorti guéri le 6 juillet, rentre le 21 juillet 1881 avec une nouvelle poussée érythémato-vésiculeuse, sur les avant-bras, les mains, les coudes, les fesses, les cuisses, les jambes, la face dorsale des pieds. Cette poussée lui est venue pendant la nuit du 13 au 14 juillet. Il éprouve des cuissons et des démangeaisons extrêmement vives. Il sort de nouveau guéri le 24 juillet 1881.

Voici une observation de Jamieson que l'auteur range dans la dermatite herpétiforme et rapproche de l « hydroa vacciniforme de Bazin ». Cette observation semble ne pouvoir être placée que dans le groupe des dermatites polymorphes douloureuses aiguës, avec les éruptions aiguës, à évolution courte, herpétiques d'aspect.

Observation XIII

M. D...,*3 ans*, examiné le 7 septembre 1886.

Bonne santé habituelle ; existence aisée avec ses parents dans une ville de province. Cet enfant a souffert de ce que sa mère appelle des taches de chaleur depuis qu'il a commencé à faire ses dents, mais ce n'est qu'il y a deux mois, après s'être baigné dans une rivière, par une journée de forte chaleur, que l'éruption s'est constituée selon le type actuel. Celle-ci consiste d'abord en petites papules de la grosseur d'une tête d'épingle, entourées d'une aréole rouge. Peu à peu, l'aréole s'étend, et une vésicule plate et enchâssée apparaît sur la papule ; dès lors, l'élément éruptif ressemble à un bouton de petite vérole. Puis la vésicule se rompt, une croûte se forme au centre, laissant à la périphérie une collerette encore vésiculeuse. Lorsque la croûte se dessèche, il se forme autour d'elle des striés en rayons de roue, ce qui augmente encore la ressemblance avec des éléments de vaccine.

Cette éruption est disséminée sur les bras, le tronc, et les jambes. Prurit gênant, surtout la nuit. Traitement par un bain de son, la nuit, suivi de l'application de la colle glycérinée, de zinc et d'ichtyol. Sirop de Fowler à l'intérieur. Trois semaines plus tard, nombre de vésicules avaient disparu, quelques unes faisant de petites taches cicatricielles blanches distinctes; d'autres étaient nouvellement formées. En peu de temps, l'enfant fut complètement guéri, et depuis, il ne s'est jamais prodnit de récidive. (Juillet 1888.)

Observation IX

Erythème pemphigoïde fébrile polymorphe. Pemphigus aigu, publié par le Dr Kobner, de Breslau (Th. de Nodet, p. 117).

Mme Yohama F..., femme d'un cocher, 25 ans. Bonne santé antérieure, sauf rougeole et scarlatine avant l'âge de 7 ans. Règles survenues à 20 ans, régulières mais peu abondantes, durant trois ou quatre jours. Mariée à 22 ans, elle eut un an après un enfant qu'elle nourrit et qui vit encore. Deux ou trois jours après la délivrance, elle eut, sans lésion apparente, un violent frisson avec fièvre, sueurs abondantes, démangeaisons et rougeurs sur tout le corps. Le lendemain, sur la poitrine, le visage et les extrémités, apparurent de nombreuses plaques rouges un peu élevées, qui par suite du prurit se transformèrent en vésicules, puis en bulles, en huit ou dix jours.

La peau de la malade resta normale pendant le cours de sa deuxième grossesse, qui arriva à terme. La malade eut une fille très saine. Quelques jours avant l'accouchement elle avait ressenti par tout le corps de vives démangeaisons. Dans la nuit qui suivit l'accouchement (24 novembre) elle eut encore un frisson violent et prolongé suivi d'une fièvre vive. Lochies supprimées. Le jour suivant augmentation de fièvre et sensation de brûlure et de démangeaisons insupportables par tout le corps, surtout à la plante des pieds. La peau devint rouge et le 26 novembre apparition sur les plaques rouges de bulles ayant le volume d'un pois, puis d'une fève remplie de liquide citrin.

Le 27, les mêmes symptômes amenèrent d'autres vésicules sur les bras et le haut de la poitrine, et le 28 sur les membres inférieurs. Cependant les fonctions digestives sont normales, ainsi que les urines. La malade allaite son enfant.

Le 3 décembre 1866, neuvième jour de la maladie, la malade vient à la polyclinique à cause de l'intensité du prurit qui trouble le sommeil. Le pouls est plein, accéléré, 115 pulsations, la peau chaude, la langue un peu chargée, l'appétit conservé. Sur le visage, la poitrine, le dos, les membres, la plante des pieds on voit de nombreuses plaques rouges, indolentes, soulevées à leur centre par la sérosité et ayant sur les bords des vestiges de vésicules altérées par le grattage. Les extrémités sont tuméfiées, rouges et couvertes de nombreuses bulles de 1 ligne à 1 pouce de diamètre sur 1/3 de pouce de hauteur. Ces bulles apparaissent très rapidement et s'accompagnent de vives démangeaisons.

Le contenu est clair dans les récentes, trouble dans les anciennes. Elles se déchirent très aisément, et il reste à leur place une petite ulcération rouge, ronde ou ovale. La partie interne de la jambe est notablement rouge et tuméfiée. La tuméfaction est plus ferme et plus résistante que l'œdème simple.

Le 4. — Même état des bulles. On note que les plaques rouges sont disposées soit irrégulièrement soit en groupes annulaires, au bras droit, par exemple. Le soir léger frisson comme les jours précédents, suivi de chaleur, sueur et recrudescence de la cuisson. Nouvelles bulles moins grosses et moins nombreuses que précédemment.

Le 5. — Le pouls est à 108, la peau toujours chaude.

Empâtement des extrémités et cuisson moins marqués. Dans la nuit de nouvelles bulles sont survenues à la face interne des membres supérieurs et à la plante des pieds, ces dernières fort douloureuses à cause de la résistance de l'épiderme.

Aux bras et aux jambes plaques nombreuses, moins abondantes à la poitrine et à l'épigastre, plus rares au cou et sur les parties de la tête privées de poils, sur les oreilles et les joues. Ces plaques étaient rouges, arrondies ou irrégulières, groupées et isolées. Les plaques rouges, légèrement saillantes sur les parties latérales du ventre, sur les lombes et les fesses, étaient très nombreuses sur les cuisses où elles empiétaient les unes sur les autres. Elles restaient ainsi quelques jours, mais ne persistaient pas comme des plaques hyperhémiques. Sur quelques-unes s'élevaient des petites vésicules.

Entre ces surfaces rouges, couvertes encore en partie de débris épidermiques, sur la peau normale s'élevaient les vésicules de la grosseur d'une lentille qui atteignaient rapidement le volume d'une fève ou d'une noisette. Aux jambes, aux orteils, aux bras les bulles isolées étaient plus nombreuses que les vésicules et les groupes de vésicules ; au cou, à l'avant-bras et sur

les parties latérales du thorax ces dernières étaient les plus nombreuses.

Aspect érysipélateux de la région scapulaire droite ; la peau
sur une surface large comme la paume de la main était rouge,
sombre, infiltrée, avec un épiderme ratatiné semblable à un
érythema gyratum et papulatum.

Les muqueuses sont intactes, les lochies n'ont été suspendues
que deux jours.

La sécrétion lactée se fait bien, l'urine est claire, les urines
sont albumineuses; la fièvre a diminué, elle présente le soir
une légère exacerbation.

Le 6. — Fièvre bien moindre. Diminution de l'empâtement
des extrémités supérieures. Les vésicules des bras se sont déchi-
réesleur base rouge se distingue encore un peu, celles de l'avant-
bras sont déjà sèches. Les nouvelles bulles sont plus petites que
es anciennes. La jambe a pâli, mais le dos du pied est œdémateux. Le soir pas de vésicules nouvelles.

Le 13. — Dix-neuvième jour de la maladie. La fièvre a disparu. Au point de vue éruptif on ne voit plus que quelques plaques rouges. L'œdème des extrémités a disparu. Éruption furon-
culeuse à la lèvre supérieure et à la nuque; elle se continue le
14 et le 15 sur les membres pour ne disparaître que le 22 décem
bre. A ce moment survient de la diarrhée qui disparaît grâce à
l'opium. Préparations ferrugineuses.

L'auteur a laissé s'écouler deux ans pour savoir si les bulles
se reproduiraient spontanément, ce qui n'est pas arrivé. L'enfant de la malade est toujours bien portant.

Observation X

Herpès iris (érythème hydroa). Guérison rapide.
Communiquée par M. E. Besnier (in Th. Molenes).

B... Henri, 23 ans, maçon, entré à l'hôpital Saint-Louis dans le service de M. Besnier, le 23 juin 1874, sorti le 30 juin.

Homme robuste, sans antécédent diathésique appréciable.

Il y a six jours, sans cause connue, il fut pris dans la nuit de démangeaisons : dans la journée des boutons apparurent sur le bord cubital de l'avant-bras. Il alla consulter un pharmacien qui, croyant à la gale, lui donna de la pommade soufrée qui exaspéra notablement l'éruption.

Actuellement l'éruption est généralisée, mais surtout confluente aux membres et aux extrémités. Elle se caractérise dans sa période d'état par des plaques érythémateuses, nummulaires, de la grandeur d'une pièce de cinquante centimes, à une pièce de cinq francs, légèrement surélevées ; ordinairement discrètes, elles sont confluentes sur les avant-bras et les jambes. Chacune de ces plaques est formée au centre par un point brunâtre, reste d'une vésicule que l'on voit sur des plaques voisines à l'état transparent, et qui atteint même sur d'autres points le volume d'une bulle et d'une phlyctène. Autour de cette vésicule centrale est une première zone d'un rose pâle, puis plus loin, un cercle festonné d'un rouge vif qui forme la ligne de démarcation périphérique de la plaque. Aux points où les plaques sont confluentes, on trouve une surface uniformément rouge, tendue, légèrement prurigineuse, sur laquelle se détachent des phlyctènes de sérosité.

Aux jambes, les plaques ont une évolution différente. Elles deviennent violacées, couleur lie de vin, ne s'effacent pas complètement sous le doigt, on voit qu'elles sont formées par un élément d'infiltration sanguine qui n'est pas visible sur les éléments lors de leur première période. La sensibilité au niveau de ces plaques est un peu modifiée.

La sensibilité tactile est diminuée, la sensibilité douloureuse normale. Aucun trouble de la santé. Démangeaisons assez vives Houblon. Eau de Sedlitz. Poudre d'amidon.

Dès le lendemain les plaques ont pâli, sont violacées et prennent des teintes ecchymotiques. L'élevure s'est effacée. Ces changements s'accentuent encore les jours suivants, et la guérison est complète en huit jours.

II. — OBSERVATIONS DE DERMATITES POLYMORPHES DOULOUREUSES INDÛMENT CONSIDÉRÉES COMME ÉRYTHÈMES POLYMORPHES.

Observation XI

Érythème vésico-bulleux. — Albuminurie.
(Par SENFTLEBEN) (*in* th. Molènes).

Homme de 23 ans, sans antécédent morbide. Le 15 février 1880 au soir, frissons, céphalalgie, toux, dysphagie, ardeur oculaire, sueurs profuses la nuit. Les quatre jours suivants, exacerbation des symptômes, catarrhe intense des conjonctives et des bronches, diarrhée. Le 20 au lever, syncope à la suite de laquelle on amène le malade à l'hôpital.

Gonflement des paupières, cils agglutinés par des croûtes jaunes : hyperhémie et sécrétion purulente des conjonctives. Fosses nasales, lèvres, langue et muqueuse bucco-pharyngée couvertes de vésicules transparentes, grosses comme des grains de chènevis. Elevures rouges sur la face, les oreilles, le cou. Toux quinteuse, expectoration abondante de muco pus, fièvre vive Le lendemain, extension de l'exanthème à la totalité du corps et des membres, pas de prurit,

22 février. — Nouvelle poussée de taches rouges sur les membres. Sur la poitrine apparition sur les plaques rouges saillantes, de bulles atteignant rapidement la dimension d'une noix et faisant une saillie de 2 centimètres ; toutes ont un contenu bien transparent et une auréole inflammatoire. L'éruption de la bouche est tellement abondante même sur les gencives que le malade peut à peine boire.

Albuminurie.

Le 23. — Sueurs nocturnes, rémission des symptômes. Pas de nouvelle poussée. Urine albumineuse renfermant des cylindres hyalins et finement granuleux.

Le 24. — L'exanthème est à son apogée ; quelques bulles sont grosses comme des œufs de poule. L'éruption n'a respecté que le cuir chevelu, la paume des mains et la plante des pieds. Aux membres elle est plus marquée dans le sens de l'extension.

Le 26. — Cessation de la fièvre. Le soir retour fébrile, point de côté à droite, matité, souffle et renforcement des vibrations thoraciques. Urine moins albumineuse et sans cylindres.

Le 28. — Urine normale. A partir du lendemain, plus de fièvre.

Le 5 mars. — La sérosité des bulles les plus grosses es résorbée. Convalescence entravée par des poussées de furoncles, les forces sont lentes à revenir malgré appétit et sommeil excellents. Maigreur considérable. Alopécie.

Observation XII

Observation 19 de Nodet, communiquée par Lailler.
Hydroa, érythème, polymorphe.

Le nommé G. Adrien, 24 ans, corroyeur, demeurant à Plaisance, rue de l'Ouest, 121, entré à l'hôpital Saint-Louis, salle Saint-Louis, n° 43, le 27 août 1867.

Son père est mort à 55 ans d'une tumeur abdominale, sa mère est âgée de 60 ans.

D'un tempérament lymphatique, il n'a eu aucune manifestation scrofuleuse dans son enfance. Rhumatisme articulaire sub-aigu à l'âge de 13 ans, pas de rhumatisme musculaire, pas de migraines, pas d'antécédents vénériens. Nourriture ordinaire, pas d'excès alcooliques, habitation saine. L'état du malade ne l'oblige pas à rester constamment dans l'eau.

La maladie actuelle a débuté il y a huit jours, sans cause appréciable, et n'a coïncidé avec aucun symptôme du côté du tube digestif ou du système nerveux. Elle a d'abord apparu aux membres inférieurs, puis a gagné successivement les membres supérieurs et le tronc.

Actuellement on voit une éruption dont les caractères sont différents, suivant qu'on l'observe sur les membres ou sur le tronc.

A la face antérieure du tronc, on voit des plaques rouges d'étendue variable, légèrement saillantes, de coloration vineuse. Sur aucune de ces plaques on ne remarque des bulles ou des vésicules.

Aux membres supérieurs, mais presque uniquement à la face externe on observe les mêmes plaques, mais, de plus, il y a des bulles de la dimension de petites noisettes, le contenu est tantôt limpide, tantôt jaunâtre et purulent. Quelques-unes des bulles sont déchirées et affaissées ; on observe alors des croûtes grisâtres avec un suintement purulent. Aucune de ces bulles ne se développe d'emblée sur la peau saine, toujours elles sont précédées d'une plaque érythémateuse.

Aux membres inférieurs, l'éruption présente le même aspect, mais elle est confluente, occupe surtout la face antérieure des membres ; il n'y a pas de plaques à la cuisse. L'éruption des jambes est remarquable par le volume des bulles, qui ont souvent le volume d'une noix. L'épiderme est tendu par un liquide transparent qui devient purulent les jours suivants. Chaque bulle prend naissance au centre d'une plaque, et rapidement la bulle acquiert une dimension considérable.

Beaucoup de plaques n'ont pas offert la transformation bulleuse. La diminution des bulles est très variable. Les bulles, une fois développées, se rompent spontanément si le malade ne les perce pas avec une épingle ; l'épiderme s'affaisse alors surtout au centre, tandis qu'à la périphérie il n'est que légèrement soulevé, d'où une teinte blanchâtre ; de là résultent plusieurs cercles concentriques, à teintes différentes, environ trois, le troisième cercle, qui est le plus externe, est représenté par une zone rouge concentrée. Il n'y a pas eu d'éruption à la face, au cuir chevelu. Les muqueuses sont intactes.

Cette éruption a été accompagnée surtout au début de démangeaisons vives, actuellement elles persistent encore, mais sont légères, non douloureuses.

Santé générale très bonne.

30 août. — L'éruption s'affaisse partout, plus de nouvelles bulles, les anciennes se dessèchent rapidement. Traitement : Poudre d'amidon. Arséniate de soude 4, puis 6 milligrammes.

7 septembre. — Les croûtes sont tombées. Plus de suintement.

9 septembre. — Le malade quitte l'hôpital, sur sa demande. Au niveau des points occupés par les bulles, la peau est encore congestionnée, mais recouverte d'un épiderme de nouvelle formation.

Observation XIII

Observation communiquée par M. le Dr VIDAL. Diagnostiquée
Hydroa (Monographie Brocq, 1888).

A..., polisseuse, âgée de 32 ans, entre le 1er février 1877,
salle Saint-Jean, n° 16. Elle est atteinte pour la sixième fois de
l'éruption qu'elle présente.

La première attaque a eu lieu en 1869, la deuxième et la troisième en 1870 ; depuis lors elle en a eu encore deux autres·
Chaque fois, elle a présenté au début une légère poussée fébrile.
L'éruption a toujours été limitée aux mains et aux pieds, et n'a
jamais duré plus d'un mois. Elle s'est toujours accompagnée,
comme d'ailleurs à l'heure actuelle, de démangeaisons très vives
et d'une sensation de brûlure très pénible.

Le 15 janvier 1877 la malade a été prise d'agitation, d'inappétence, de fièvre assez vive, qui revenait chaque soir, et elle a
vu se former sur les lèvres, sur la langue, dans la gorge, des
bulles volumineuses qui se sont affaissées au bout de quelque
temps.

Quelques jours après, des bulles analogues ont paru sur les
mains ; d'abord toutes petites elles s'agrandissaient, puis s'af-
faissaient et disparaissaient en laissant des plaques rouges. Tous
les jours, il s'en formait de nouvelles ; de telle sorte que, lors
de son entrée, il en existe à toutes les phases de leur évolution.

On voit une éruption analogue sur les poignets, sur le gros
orteil droit : la langue et les lèvres sont ulcérées.

La malade a eu autrefois quelques douleurs rhumatoïdes.

III. — Observations que l'on peut considérer comme des traits d'union entre les érythèmes polymorphes et les dermatites polymorphes douloureuses aiguës.

Observation XIV

Erythème polymorphe à forme bulleuse (pemphigus aigu des anciens auteurs), consécutif à une piqûre de bourdon, et localisé uniquement aux extrémités, par le Dr Paul Bellot (de Niort).

M. Emile R..., âgé de 42 ans, demeurant à Niort, se trouvait le 15 juillet 1906 aux environs du village de Chaunay, à 8 kilomètres de Niort, lorsqu'il fut piqué au mollet gauche par un bourdon de la variété dite « bourdon des pierres » (Bombus lapidarius), hyménoptère voisin des abeilles, mais beaucoup plus gros. Revenu chez lui quelques heures après, M. R... dont les antécédents pathologiques ne présentent rien à signaler (si ce n'est un zona il y a 5 ans) et qui n'est pas syphilitique, lava le siège de la piqûre avec de l'eau phéniquée faible, et y mit un cataplasme. Le lendemain zone inflammatoire et éruptions de quelques vésicules miliaires au niveau de la piqûre et sur une surface un peu moins large qu'une pièce de 5 francs. Tout cela disparut au bout de quarante-huit heures, lorsque, le 24 juillet, neuf jours après l'accident, des bulles apparurent sur les mains et sur les pieds.

Le lendemain, je fus appelé auprès de M. R... et constatai que ces bulles nombreuses précédées de plaques érythémateuses, variaient du volume d'un petit pois à celui d'une grosse noisette. Le liquide y contenu était jaune pâle ; les intervalles de peau étaient sains. Prurit intense, état général satisfaisant, n'eût été l'insomnie causée par la démangeaison.

Le 26 juillet, plusieurs bulles étaient devenues confluentes au point qu'il s'en trouvait dont le volume atteignait celui d'une noix. Le liquide était de coloration louche, prurit toujours intense, fièvre légère, langue sale; pas une bulle sur les muqueuses, pas une sur la peau, ailleurs qu'aux pieds et aux mains. Le 27 juillet, plusieurs bulles, devenues en quelque sorte des pustules, se déchirèrent et laissèrent s'écouler un liquide purulent. La fièvre s'alluma assez intense. Entre temps j'avais prescrit un purgatif, la diète lacto-végétarienne et, comme traitement topique, des applications de poudres inertes et du liniment oléo-calcaire. Le 28 juillet, les bulles étaient toutes rompues et les mains et les pieds apparaissaient comme baignés de pus. Je prescrivis alors des bains et des pansements avec un mélange à parties égales de solution bicarbonatée sodique à 10 $^o/_{oo}$, et d'eau oxygénée. Le résultat fut excellent ; très diminuée au bout de vingt-quatre heures, la suppuration était entièrement tarie le troisième jour, et les squames épidermiques tombaient, laissant le derme sans lésion apparente. Pas une bulle nouvelle n'apparut, et l'état général devint vite parfait.

L'auteur de cette observation se demande quelle étiquette donner à un cas pareil, et par exclusion il arrive au diagnostic d'érythème polymorphe à forme bulleuse, ancien pemphigus simple aigu. Il ne peut être question, dit-il, de dermatite herpétiforme de Dühring, maladie qui se caractérise surtout par son polymorphisme et sa longue durée. Mais nous savons que le polymorphisme peut manquer, et que l'on doit distinguer les faits aigus et les faits chroniques reliés par d'innombrables faits de passage. L'absence des caractères habituellement décrits dans l'érythème polymorphe quant à l'élément éruptif, et que l'auteur n'aurait manqué de signaler avec précision dans son observation s'ils avaient existé, et l'intensité des phénomènes douloureux, assez violents pour entraîner l'insomnie, nous portent à la considérer comme un type de dermatite douloureuse aiguë des extrémités.

Dans ce groupe nous faisons rentrer à dessein l'observation suivante, car, bien que l'éruption ne laisse aucun doute sur l'exactitude de sa dénomination, les phénomènes douloureux ont pris dans ce cas particulier une telle intensité qu'ils seraient de nature à dérouter le diagnostic, si l'histoire de ce mode éruptif n'était dominée par des circonstances étiologiques spéciales.

Observation XV

L'observation est présentée à la Société des Sciences médicales de Lyon, le 3 mars 1909, comme variété rare d'érythème polymorphe chez un grand alcoolique.

Il s'agit d'un homme de 40 ans, entaché de tares multiples. En 1889, il contracte la syphilis. La même année, se trouvant dans le Sud-Oranais, il est atteint de paludisme et depuis, toutes les années, il a des accès plus ou moins intenses et répétés. C'est, d'autre part, un grand alcoolique.

Pendant son séjour aux colonies, notamment, il buvait cinq à six litres de vin par jour et jusqu'à un litre d'absinthe, également par jour. Depuis son retour en France, il se borne à consommer de six à huit absinthes par jour. Le malade a des pituites matinales, des cauchemars fréquents, du tremblement des doigts.

A noter, en outre, de 1894 à 1897, des crises épileptiques répétées presque tous les jours, et vraisemblablement sous la dépendance de l'absinthisme.

Lorsque le malade est entré à l'hôpital, il avait de grands accès de fièvre, à type intermittent, dont le réveil avait été provoqué par une grippe accompagnée d'angine herpétique.

Les jours suivants on vit sur l'abdomen une éruption formée d'éléments peu nombreux, disséminés, d'aspect papuleux, les uns déjà recouverts d'une petite croûte, donnant, comme première impression seulement, celle d'une varicelle, d'autant plus que les accidents étaient de différents âges.

Le lendemain, une nouvelle poussée se développait sur le flanc gauche avec un groupement anatomique qui pouvait faire prévoir l'apparition d'un zona.

Un examen renouvelé tous les jours permit de constater l'arrêt rapide de cette éruption, qui ne gagna pas le dos et qui ne fut jamais vésiculeuse; elle n'était l'origine d'aucune sensation particulière.

Treize jours après l'admission du malade à l'Hôtel-Dieu, survint aux deux mains, une éruption localisée tout d'abord aux éminences thénar et à la face dorsale de l'index. Il s'agissait de papules rouges, qui sont devenues confluentes, et au bout de deux jours, une rougeur diffuse colorait le tégument dans l'intervalle des saillies papuleuses. Ces papules étaient très surélevées et l'on s'attendait à voir la transformation vésiculeuse. Elle n'eut lieu que pour deux éléments. Une éruption semblable, mais moins confluente, envahit ensuite les doigts et les éminences hypothénar.

En même temps que la confluence se produisait, la rougeur diffuse présentait une certaine induration semblable à celle que l'on peut observer lorsqu'il existe de nombreuses piqûres de moustiques.

L'apparition des premiers accidents sur l'abdomen s'accompagne d'un prurit léger; mais lorsque la poussée plus intense s'est effectuée du côté des mains, celles-ci ont été le siège de douleurs atroces qui faisaient pleurer le malade. Il éprouvait une sensation analogue, disait-il, à celle que donnerait le courant d'une forte pile électrique, et ces souffrances, un peu atténuées à l'heure actuelle, ont persisté vives plusieurs jours, entrecoupées parfois de paroxysmes. L'examen de la sensibilité ne révèle ni anesthésie, ni hyperesthésie particulière.

Les premiers jours, soit à cause de la fièvre, soit à cause de l'éruption abdominale prurigineuse, le malade a été maintenu à la diète lactée, et a eu plusieurs purgatifs. Mais il ne peut être question d'éruption d'origine interne. Rien n'autorise non plus à la mettre sur le compte d'un médicament.

Les auteurs ajoutent qu'il s'agit là d'une variété particulière d'érythème polymorphe survenu chez un grand alcoolique, et dont la topographie est en rapport avec des névrites périphériques latentes avant l'apparition de l'éruption. La desquamation qui a suivi la guérison en huit jours, semble du reste confirmer le diagnostic d'érythème..

M. L. Bonnet, médecin de l'Antiquaille, le 4 juillet 1909, signale avoir vu plusieurs malades porteurs d'une éruption particulière par ses caractères et son étiologie, et qui se rapprochent beaucoup de l'observation que nous venons de rapporter.

L'élément éruptif se caractérise par un tubercule, une papule, fortement saillante, et lisse, qui du volume d'un grain de plomb grossit rapidement, et devient dur. Si les choses ne vont pas plus loin, on pourrait le confondre avec des papules syphilitiques. Mais souvent, il se développe autour de chaque élément un peu d'œdème et de rougeur qui le rendent ainsi moins saillant. Il peut en résulter par confluence un véritable placard œdémateux, rouge, violacé, occupant tout ou partie du dos de la main.

L'élément peut s'étendre et se ramollir, ressemblant, dit l'auteur, à des plaques muqueuses hypertrophiques, ou se gonfler de sérosité et former une saillie hémisphérique, large, demi-transparente, en un mot, une bulle ou mieux une pseudo-bulle, car à l'ouverture punctiforme, l'élément ne s'affaisse pas complètement. Quelquefois ces éléments prennent une coloration violette, hémorragique, le fait est rare.

Ces éléments sont tantôt disséminés, isolés; tantôt groupés; le plus souvent les deux modes de répartition coexistent. D'ailleurs quand il y a des groupes, ceux-ci ne répondent à aucune figuration spéciale, et sont franchement irréguliers.

L'éruption se fait par poussées subintrantes, dans les cas un peu forts, et l'on observe alors des éléments de tout âge.

Enfin son siège de prédilection est les extrémités supérieures, et en second lieu la face.

Il est intéressant d'insister sur l'intensité des douleurs qui se présentent le plus habituellement comme des sensations de cuisson, de brûlure et peuvent être assez fortes pour empêcher le sommeil.

Mais ainsi que le remarque Bonnet, ces douleurs n'apparaissent que secondairement, quand l'éruption est constituée, et même bien développée. Dans le seul cas où il a vu l'éruption tourner court, avant que les éléments aient atteint le volume habituel, il semble que ces douleurs soient bien réellement econdaires et le résultat des lésions cutanées. Peut-être faut-ils supposer que l'infiltration séreuse dermo-épidermique, qui se produit ici avec certaine brutalité, soit un facteur de douleurs, par tiraillement des filets nerveux? En effet la douleur diminue très vite dès que la turgescence décroît, soit par simple régression des lésions, soit par issue de la sérosité au dehors.

L'auteur ajoute: « Si j'ai un peu insisté sur l'apparition généralement secondaire des phénomènes sensitifs, c'est, d'une part parce que dans la dermatite polymorphe douloureuse de Brocq, la douleur précède au contraire habituellement l'éruption.

C'est aussi parce que cela est contraire à l'hypothèse d'une éruption par névrite, cette dernière se manifestant par des phénomènes douloureux; d'ailleurs dans aucun cas je n'ai relevé de symptômes faisant supposer l'existence de névrites périphériques.

Tous les malades que Bonnet a vus présenter ce mode d'éruption étaient de *très grands alcooliques*, et cela est si net, qu'actuellement, dit-il, il affirme l'alcoolisme à la simple vue de l'éruption.

Observation XVI

Erythème polymorphe (forme bulleuse). Complications pleuropulmonaire et cardiaque, par MM. P. Teissier et H. Schaeffer (résumée).

Mlle Ch... Alice, âgée de 22 ans, domestique chez un marchand de vins, entre le 28 avril 1908 au pavillon Mourier de l'hôpital Cl. Bernard.

Elle vient de l'hôpital Tenon avec le diagnostic de variole. Ce transfert a été motivé par une dermatite polymorphe, à type bulleux, pemphigoïde, qui ne présente pas les caractères de l'exanthème variolique.

La malade raconte que depuis quinze jours, elle est souffrante, courbaturée, et souffre de céphalée, d'anorexie, de frissons, de vomissements alimentaires. Depuis cinq jours, elle ressent une douleur tenace dans la région sous-clavière gauche, et devant l'importance de ses malaises se fait conduire à l'hôpital.

La veille de ce jour, soit le 27 avril, elle aurait constaté au niveau des membres supérieurs des macules un peu surélevées, rouges, douloureuses, qui n'ont pas tardé à se recouvrir de bulles. Les caractères de l'éruption sont les suivants :

Elle est généralisée en ce sens qu'elle est disséminée sur la face, le tronc et les membres. Mais elle prédomine aux membres supérieurs et inférieurs et c'est en ces points que les éléments éruptifs sont le plus typiques. Elle est polymorphe, et selon les régions, revêt des aspects quelque peu différents.

Sur les membres, ce sont le plus souvent de larges bulles

régulières, de forme ovulaire ou circulaire, du diamètre d'une pièce de deux francs ou d'un franc, pleines de liquide citrin, reposant sur une base un peu surélevée, œdématiée, rouge, sorte de large papule arrondie à bords nets dépassant la bulle d'environ 5 à 10 millimètres. Ces bulles, dans un délai de vingt-quatre à quarante-huit heures, s'affaissent ou se déchirent; le liquide se résorbe ou s'écoule, et il ne persiste que la plaque rouge, recouverte de l'épiderme exfolié, ou formant croûtelle transparente ou jaunâtre qui laisse apercevoir un centre de couleur plus vive.

En d'autres points, particulièrement sur le tronc et sur la face, le contenu des bulles est louche, séro-purulent. Sur le tronc, les éléments sont de moindre volume ; la maculo-papule atteint la largeur d'une pièce de 50 centimes, la bulle ne dépassant pas les dimensions d'une lentille. Sur la face, les éléments groupés, surtout au niveau de la région du maxillaire inférieur et du menton, sont encore plus petits ; ils se dessèchent plus rapidement en une croûtelle jaunâtre ou évoluent vers la suppuration ; plusieurs simulent l'acné vulgaire.

Suit un examen détaillé des poumons, dont l'exploration est négative sauf un peu de submatité aux bases, dur cœur dont les bruits sont sourds et les battements un peu précipités, du sang et des bulles où prédominent les polynucléaires, avec absence complète d'éosinophiles.

L'état général de la malade est mauvais, du fait de l'hyperthermie, de l'insomnie et des grandes courbatures.

Le 2 mai, la malade accuse des douleurs articulaires, surtout au niveau des grosses articulations, qui d'ailleurs ne sont pas gonflées. Les éléments éruptifs ont pour la plupart augmenté de volume: quelques taches nouvelles sont apparues avec une double coloration qui leur donne *l'aspect en cocarde*. Les plus anciennes, par leur extension, se sont confondues les unes avec les autres, formant de larges plaques œdématiées, rouges, à bords polycycliques, *douloureuses.*

4 mai. — Les éléments ont considérablement augmenté; les vésicules ou bulles sont presque toutes desséchées, et une desquamation s'opère à leur niveau en larges écailles épidermiques. La plupart des plaques sont de teinte rose pâle; certaines, de teinte cuivrée ou brune à leur centre, sont entourées d'une zone surélevée rose; au toucher, sur quelques-unes d'entre elles, on perçoit une petite saillie, vestige de la vésicule avortée.

L'examen détaillé de la malade est ici décrit tout au long, — l'on relève une augmentation du volume du foie — et à la base du poumon gauche, un souffle doux, diffus, que les vibrations vocales exagèrent. Les jours suivants les signes de pleuro-pneumonie s'accusent davantage. La diarrhée apparaît en même temps qu'un peu ne muguet sur la langue. L'examen du sang dénote une polynucléose très abondante, toujours sans éosinophilie.

C'est vers le 11 mai, au milieu de cette symptomatologie générale variable, et alors que l'éruption ancienne en voie de rétrocession se complète de nouveaux éléments à type urticarien, qu'on note pour la première fois un *assourdissement* notable du premier bruit mitral, en même temps que les phénomènes de fluxion pulmonaire de la base gauche s'accusent.

Les dimensions du cœur restent normales, le rythme cardiaque ne se modifie pas, le pouls oscille entre 102 et 116.

Les phénomènes de fluxion pulmonaire de la base gauche s'accusent; des râles crépitants fins apparaissent au niveau de la région soufflante. Le souffle à l'extrême base prend un timbre plus aigu et plus voilé, qui laisse supposer l'existence d'une mince lame liquide; une ponction exploratrice faite à ce moment ne donne cependant qu'un résultat négatif.

Les jours suivants, l'assourdissement du premier bruit mitral s'accentue, et le 18 mai, l'observation mentionne « bruit mitral particulièrement sourd ». A ce moment les dimensions du cœur semblent un peu augmentées dans leur diamètre transversal. Cette légère augmentation ne devait être que transitoire.

Durant toute cette période, en dehors de la cryogénine, des soins hygiéniques de la peau et des muqueuses, de la révulsion thoracique, la malade est soumise à une médication tonique générale : potion à l'acétate d'ammoniaque, sérum caféiné.

A plusieurs reprises, des poussées éruptives se produisent, tout particulièrement au niveau des régions thoraciques antérieures, et surtout sur les avant-bras et les poignets.

Il s'agit de poussées érythémateuses discrètes, formées de macules larges, plus ou moins surélevées, rouges, non douloureuses, qui prennent une teinte cuivrée, et disparaissent sans donner lieu, comme les éléments premiers, à des vésicules et à des bulles.

Vers les premiers jours de juin, malgré l'apyrexie, l'apparence générale est toujours mauvaise, l'anorexie absolue ; la peau, les muqueuses se décolorent, et l'on note dans les jugulaires, l'apparition d'un souffle doux, continu, à renforcement systolique.

Le 9 juin. — Vingt-neuf jours après la notation de l'assourdissement du premier bruit mitral, cinquante jours après le début apparent de l'affection, on perçoit, en plus d'un souffle extra-cardiaque noté à l'entrée de la malade, dans la région infundibulaire, un souffle léger systolique, dont le maximum est à la pointe et qui ne se propage pas dans l'aisselle. Le deuxième bruit pulmonaire est plus marqué ; il se produit, de façon inconstante, un dédoublement du deuxième bruit. Les dimensions du cœur sont normales.

A la base du poumon gauche, les râles crépitants sont plus nombreux, le souffle persiste, superficiel et doux, mais les signes tendent à se localiser de plus en plus.

Les jours suivants l'état de la malade s'améliore, mais elle ne quitte l'hôpital que le 9 juillet, encore assez faible et pâle.

Elle rentre chez elle, reprend ses occupations, et bientôt la fatigue reparaît qui la force à rentrer à Cl.-Bernard le 6 mars, avec une température de 38°4, un pouls à 120, de la céphalée, de l'anorexie, et des troubles divers du côté thoracique. Cependant l'état général paraît satisfaisant.

Au niveau des membres inférieurs existe une éruption assez discrète formée d'éléments papuleux de la dimension d'une lentille, de coloration déjà cuivrée, et qui, au dire de la malade, sont en voie de régression : ces macules ne sont pas prurigineuses.

La malade est gardée à l'hôpital dix-huit jours, puis envoyée en convalescence.

L'état général est satisfaisant. L'auscultation du cœur permet de déceler toujours un souffle systolique peu intense, mais net, à maximum exactement apexie, se prolongeant vers l'aisselle.

En résumé, il s'agit d'une jeune fille sans antécédents héréditaires ou personnels dignes d'attention, sans antécédence rhumatismale, sans raison apparente d'intoxication professionnelle ou médicamenteuse, chez laquelle se développe un syndrome infectieux mal défini, évoluant au milieu de syptômes d'embarras gastro-intestinal, de douleurs arthralgiques ou plutôt mélalgiques, de pharingite postérieure et d'arginée, d'hyperthermie, d'hypotension, d'albuminurie, caractérisé surtout par un érythème plus ou moins généralisé, douloureux polymorphe, à poussée initiale bulleuse, et à poussées successives maculo-papuleuses.

Au cours de cet érythème et de ses réitérations subintrantes, surviennent de la pleuro-pneumonie du poumon gauche, mieux de la congestion pulmonaire atténuée, mais durable ; de l'endocardite aiguë de l'orifice mitral (assourdissement du premier bruit mitral) aboutissant, après cinquante jours, à une insuffisance mitrale légère (souffle systolique, apexion) qui six mois après semble diminuèr, mais qui persiste encore onze mois après les accidents mitraux, lors d'une poussée éruptive nouvelle.

Voici les remarques que les auteurs ajoutent à leur observation :

Nous avons cru devoir rapporter cette observation pour cette raison d'abord qu'elle constitue un document aussi précis que possible de l'apparition d'une lésion endocardique au cours de ce syndrome protéiforme que l'on a dénommé érythème polymorphe, noueux, exsudatif, multiforme, etc. Nous l'avons retenu aussi parce que si les complications endo-péricardiques sont considérées comme relativement fréquentes dans les variétés les plus habituelles d'érythème polymorphe (forme maculeuse, papuleuse, noueuse ; Lewin et Garrod, etc.), elles nous ont semblé, à en juger d'après la littérature médicale, exceptionnelles au cours de la variété bulleuse.

Ce fait serait quelque peu paradoxal, puisque quelque place qu'on attribue, en nosographie dermatologique, à ces variétés bulleuses, qu'on les range dans l'érythème polymorphe, dans le cadre élargi des dermatites polymorphes douloureuses de Duhring-Brocq, ou dans les formes dites de transition, il s'agit toujours de variétés graves, s'affirmant par un état général mauvais et dans lesquelles les localisations multiples (pharyngées, articulaires, rénales) sont les plus manifestes. Il semblerait dès lors que les complications endo-cardiques devraient y être plus fréquentes et plus importantes.

Pour les variétés habituelles, il est vrai, l'analyse est loin d'être aisée. Les processus inconnus, dont ces déterminations cutanées sont avec les manifestations articulaires, pharyngées, cardiaques, l'expression variable, simultanée ou successive, sont assurément multiples. A côté des faits où les érythèmes apparaissent sur des sujets ayant présenté de la fièvre rhumatismale polyarticulaire vraie, il en est d'autres où les manifestations articulaires, connexes de l'érythème polymorphe relèvent d'une pathogénie différente.

L'épithète d'érythème polymorphe a un sens compréhensif large, elle comprend toute une série de faits à étiologie variable; elle répond en définitive à une classification d'attente. C'est là, d'ailleurs, une discussion dans laquelle nous ne saurions entrer avec avantage, puisque aussi bien, dans le fait qui nous et personnel, l'examen du sang ne nous a donné aucun document nouveau.

Observation XVII

Observation personnelle. Cas atypique d'érythème polymorphe.

Il s'agit d'un malade : Francis M..., âgé de 28 ans, ferblantier, entré dans le service du Dr Brocq le 27 décembre 1911, pour une poussée de bulles intéressant les pieds et les mains, s'opposant les premières au contact de la chaussure, et à la situation debout, les dernières à l'exercice de son travail.

Il présente en outre à la surface du corps une éruption érythémato-papuleuse discrète, dont la coexistence est intéressante au point de vue de l'étiquette à donner à la poussée bulleuse des extrémités, et dont elle vient confirmer la nature.

Le malade, né d'un père cardiaque asthmatique, et d'une mère diabétique, apparaît d'emblée comme un candidat aux réactions vives du côté de la peau, qui vont apparaître lors des causes occasionnelles, même légères.

Bien portant en général, il fit à 18 ans, sous la plante des deux pieds, une première poussée bulleuse, d'une durée de trois semaines environ et cette prédisposition à faire des bulles se manifesta de nouveau à 21 ans, pendant son service militaire, jamais au point, toutefois, de l'arrêter complètement.

Il y a deux ans, pendant une période de vingt-trois jours, à la suite d'une marche pourtant modérée, nouvelle apparition de bulles en une poussée très abondante, qui d'abord incolores et transparentes, devinrent rapidement jaunâtres et suppurées.

En mars 1911, il y a quelques mois, récidive intéressant également les doigts, et se présentant sous la forme d'une pluie de petites vésicules, analogues à celles que l'on observe actuellement.

Le 21 décembre dernier, à la suite d'un séjour dans l'humidité, apparaît sous la plante du pied droit, sans phénomène douloureux, préalable, une première bulle de la dimension d'une lentille que le malade perce lui-même, et d'où s'écoule un liquide clair.

Quelques bulles se développent dans le voisinage, mais ne se multiplient avec une réelle intensité que le 26 décembre, à la suite d'un plantureux réveillon où figuraient des vins généreux et de la charcuterie.

Le malade entre alors dans le service et demeure sans amélioration pendant quatre jours. Voici les manifestations que l'on observe :

Les mains sont le siège d'une production intense de bulles de toutes dimensions, dont les plus apparentes occupent la face dorsale du métacarpe et des poignets, où il n'est plus guère possible de retrouver à leur base de zone érythémateuse, bien qu'elle existât au début.

Au niveau des doigts, et principalement sur leurs faces latérales, confluent de multiples vésicules miliaires, du type dyshidrosique, incolores, transparentes et légèrement prurigineuses.

Les pieds présentent des bulles beaucoup plus volumineuses, intéressant surtout la plante du pied gauche, dont quelques-unes en voie déjà de transformation purulente, elles sont assez distantes les unes des autres, et ne paraissent pas obéir à un groupement défini.

En découvrant complètement le malade, on constate sur la surface de ses téguments, au niveau de l'abdomen et des cuisses, disséminées de place en place, une quinzaine de petites plaques rouges, régulièrement arrondies, mais à bord légèrement estompés, dont le centre affaissé déjà, est plus pâle, et recouvert d'une très légère squame sur 2 ou 3 d'entre elles.

Le pourtour forme un anneau bien net qui reproduit l'anneau de l'érythème annulare, aux premiers stades de l'érythème polymorphe.

Un léger prurit est accusé par le malade au niveau de ces plaque érythémateuses, alors que les régions bulleuses sont à peu près indolores.

L'état général du malade est du reste assez bon, à part un état digestif précaire, état légèrement saburral de la langue, un peu d'anorexie. Légère éosinophilie sanguine, 4 $^o/_o$.

Nous voici donc en présence d'un malade qui présente au niveau des extrémités des manifestations rappelant par quelque côté la maladie de Duhring, entendue au sens le plus large, en raison de l'absence de groupement de ses éléments, ce que nous connaissons aujourd'hui sous le vocable de « dermatite polymorphe » : bulles disséminées, sur une ou plusieurs zones, mais circonscrites, et non prurigineuses. A peine est-il possible de reconnaître un liséré érythémateux à leur base, encore qu'au niveau du pied gauche, l'une d'entre elles, en voie de suppuration, ait provoqué l'anneau inflammatoire habituel. L'éosinophilie sanguine associée à l'éosinophilie des bulles vient ajouter à la vraisemblance du diagnostic. Cependant des réserves sont faites en faveur de l'érythème polymorphe dont la nature se précisera bientôt, en raison de deux faits à noter : d'une part la coexistence des macules et des plaques érythémateuses abdomino-crurales, et, d'autre part, l'indolence absolue au niveau des bulles.

L'état du malade ne se modifie pas pendant les quatre pre-

miers jours de sa présence à l'hôpital, où il n'est soumis tout
d'abord à aucun régime spécial. Devant la persistance de ses
manifestations, l'on institue le régime végétarien absolu, et, en
deux jours, l'état se modifie et la guérison s'installe, progressive
et rapide, par effacement des plaques érythémateuses, et dessic-
cation des bulles qui s'affaissent et finissent par se flétrir. Toutefois la guérison ici se fait par un mode spécial qui, pour sa
rareté et son caractère atypique, mérite d'être signalé.

En même temps que les bulles disparaissent, se produit une
véritable desquamation en squames étendues, véritables lam-
beaux au niveau de la face palmaire et de la face plantaire.

Le malade quitte le service le 20 janvier 1912, guéri.

Il est intéressant de noter, pour insister sur ces deux faits :
d'une part, la desquamation qui vient confirmer le diagnostic
d'érythème polymorphe, bien que par son intensité elle ait
dépassé les descriptions qui en sont habituellement données, et
dont la constatation était utile pour préciser un diagnostic
demeuré difficile ; et d'autre part, le rôle de l'intoxication dans
la pathogénie des symptômes.

L'interrogatoire du malade n'a permis de retrouver aucune
intervention médicamenteuse à l'origine de cet état. Seule l'intoxication alimentaire paraît avoir joué un rôle important, à la
faveur d'un terrain prédisposé.

L'épreuve du traitement hygiénique, par le régime végétarien,
vient en corollaire manifeste, démontrer l'origine toxique de
cet érythème.

Cette observation comme celle qui précède, témoigne de la
difficulté de classer certains faits, et montre combien il serait
téméraire d'établir des limites trop précises dans les cadres morbides.

L'érythème polymorphe et les dermatites polymorphes ne
doivent pas être considérés comme des groupes nosographiques

superposables ; ils se distinguent dans leurs cas les plus typiques par des caractères très nets, mais il existe des faits limitrophes qui semblent ressortir à l'une et à l'autre à la fois, devant lesquels les subtilités cliniques peuvent être discutées à l'infini.

Observation XVIII

Voici une observation due à Lailler, et recueillie par Nodet (obs. 24), intitulée. Pemphigus aigu à bulles petites et grosses? Hydroa vésiculeux et bulleux? Herpès iris?

La multiplicité des noms qui lui ont été donnés montre l'embarras des auteurs pour la classer. Elle se rapproche beaucoup de la précédente qui nous est personnelle.

La nommée M... Clotilde, 33 ans, couturière, est entrée à l'hôpital Saint-Louis le 28 août 1872. Bonne santé habituelle. Réglée à 11 ans. Fièvre typhoïde à 18 ans. Une fausse couche de sept mois. Migraines fréquentes et douleurs vagues dans les membres depuis dix ans. Excès de travail depuis l'âge de 12 ans, plus considérable depuis la guerre. Lassitude depuis deux mois, et douleurs rhumatismales dans les jambes depuis un mois.

Actuellement la malade présente une éruption bulleuse et vésiculeuse, ayant débuté il y a trois semaines, par la main droite, mais qui s'est étendue sur tout le corps, principalement aux pieds et aux bras depuis huit jours.

La veille de l'éruption, la malade éprouva des frissons qui durèrent une heure et demie, et s'accompagnèrent de claquements de dents. Il se renouvelèrent pendant la nuit, furent suivis d'une chaleur intense, mais pas de sueurs. Depuis le début de l'éruption, l'appétit est diminué, des frissons répétés surviennent chaque jour, mais les douleurs rhumatismales ont disparu. Toutes les régions atteintes sont le siège d'une cuisson très vive.

L'éruption se compose de phlyctènes, bulles, vésicules et

Brac   9 taches rouges, et de traînées rouges. Au dire de la malade, elle débute toujours par des taches, sur lesquelles se fait un soulèvement vésiculeux.

Quelques-unes de ces bulles sont très étendues ; aussi, l'une d'elles, occupant la partie antérieure du poignet droit et de l'éminence thénar, s'étant rompue dans la journée, a laissé le derme en partie nu sur une étendue de 6 centimètres. Sur tout le dos de la main droite, on voit un grand nombre de vésicules en partie confondues et formant déjà des bulles sur plusieurs points. La peau est œdématiée rouge et chaude. On peut dire que presque tout l'épiderme du poignet, de la main et des doigts, est soulevé par un liquide citrin. La main gauche est beaucoup moins atteinte.

Aux avant-bras se trouve presque exclusivement des taches ou des apparences de taches de couleur rose vif ; leur dimension est variable : grandes comme une pièce de 50 centimes, elles peuvent atteindre la dimension d'une pièce de 5 francs en argent. Elles ont ceci de caractéristique, qu'elles possèdent à leur centre une petite disque croûteux ou seulement plus foncé en couleur. Ce disque est séparé de la périphérie qui est rouge, sous forme de zone circulaire, légèrement saillante, par un disque plus pâle et moins saillant.

Cet aspect se retrouve au cou et sur le tronc ainsi qu'aux cuisses. Ici on remarque, mieux qu'aux bras, une petite zone blanchâtre, à la limite des disques rouges que nous venons de décrire. La plaque, d'ailleurs, est plus saillante, plus œdématiée, plus papuleuse.

Aux avant-bras (le droit est plus atteint que le gauche), on remarque sur les plis des coudes deux ou trois traînées rouges, dermiques, peu saillantes, larges de un demi à un centimètre. Dans les creux axillaires, il y a de la desquamation et le derme mis à nu est rouge, suintant.

La face n'a pas été atteinte, sauf sur le front et les oreilles.

L'éruption siège aussi sur les pieds, elle est plus confluente vers les espaces interdigitaux. Pas de ganglions cruraux.

Rien à la gorge.

Quand on promène un corps mousse sur les plaques, la malade, dit sentir moins bien que sur les parties saines. Il faut remarquer que toutes ces taches, vésicules ou bulles, reposent sur une base étalée d'œdème dur et douloureux.

30 août. — La rougeur partout, l'aspect érysipélateux des avant-bras se sont atténuées par le repos. Les vésicules et les bulles de la main droite sont devenues purulentes en grande partie.

2 septembre. — Les plaques d'herpès iris, qui siégeaient sur les membres inférieurs, ont presque entièrement disparu, il n'y a plus de rougeur, il ne reste plus que la vésicule centrale.

6 septembre. — La malade éprouve des frissons qui se continuent les jours suivants. Le soir, face rouge et fièvre, on administre du sulfate de quinine.

12 septembre. — Desquamation par larges plaques de la plante des pieds, des mains, et de toutes les régions où existaient des taches rouges. La fièvre revient presque chaque soir et s'accompagne de frissons.

20 septembre. — La malade sort à peu près guérie. Il reste quelques croûtes à la main droite et au pied droit.

CONCLUSIONS

I. — Hebra a décrit sous le nom d'érythème exsudatif multiforme, un syndrome, que caractérisent essentiellement sa localisation constante et initiale aux extrémités, et son éruption très spéciale, polymorphe dans son évolution, dont l'érythema pœpulatum représente la phase la plus légère, et l'érythème gyrateum le degré le plus élevé dans son développement. Aussi « suivant l'époque à laquelle le même malade sera soumis à l'observation médicale, on pourra diagnostiquer soit un érythème papuleux, soit un érythème annulaire, soit un érythème gyraté ». L'on comprend ainsi que les auteurs qui l'ont précédé, aient considéré ces différentes modalités comme autant de types morbides distincts.

II. — *Accidentellement le processus exsudatif peut dépasser le type habituel, dit forme sèche de l'érythème, et donner lieu à un soulèvement de l'épiderme par de la sérosité transparente.*

III. — Ce fait, donné par Hebra, puis par son élève Kaposi comme exceptionnel, a été regardé par l'école française avec Besnier et de Molènes comme un caractère habituel de l'affection, et les formations vésiculeuses et bulleuses les plus capricieuses dans leur localisation, les plus variables dans leur mode d'apparition, lui ont été annexées. On y a même fait rentrer des éruptions constituées de bulles nées d'emblée sur peau saine, à côté d'éléments érythémateux divers.

IV. — Au moment où l'érythème polymorphe vrai de Hebra était ainsi déformé en France, parurent successivement les travaux de Duhring et de Brocq, proposant l'un et l'autre de grouper sous un nom différent, les affections vésiculo-bulleuses intermédiaires à l'érythème polymorphe vrai et pemphigus chronique. Parmi les nombreuses affections rangées par ces auteurs dans leur groupe morbide, figuraient des affections vésiculo-bulleuses impossibles à distinguer cliniquement de l'érythème polymorphe vésiculo-bulleux de Besnier et de de Molènes.

Il en est résulté une extrême confusion, et il semble aujourd'hui que l'on doive interpréter ces types cliniques comme il suit.

V. — On doit poser en fait que toutes les éruptions dont nous parlons ne peuvent constituer des entités morbides nettement définies : le terme de *dermatite herpétiforme* proposé par Duhring ne peut s'appliquer qu'à un groupe restreint, et c'est avec raison que Brocq a proposé de lui substituer celui de *dermatites polymorphes*, formant un vaste groupe morbide aux limites imprécises, beaucoup plus large et plus compréhensif que la dermatite herpétiforme, et s'étendant réellement de l'érythème polymorphe vrai de Hebra jusqu'au pemphigus vrai, en englobant les formes vésiculo-bulleuses.

On pourrait y décrire :

Les dermatites polymorphes douloureuses chroniques à poussées successives ;

Les dermatites polymorphes récidivantes de la grossesse ;

Les dermatites polymorphes aiguës, ordinairement douloureuses qui nous intéressent seules ici.

VI. — L'érythème polymorphe vrai, se distingue nettement de ces dernières :

Par sa localisation constante et initiale à la face dorsale des mains et des pieds, accessoirement en d'autres points du corps ;

Par le caractère absolument net de son éruption qui ne devient, dans quelques cas seulement, vésiculeuse et bulleuse qu'après la phase préalable d'érythème polymorphe dans ses stades successifs, et dont le type le plus parfait est réalisé par l' « herpès iris » ou hydroa vésiculeux ;

Par le peu d'intensité des phénomènes sensitifs.

VII. — Les dermatites polymorphes aiguës se caractérisent au contraire :

Par la variété de leurs localisations qui n'obéissent à aucune règle fixe ;

Par le polymorphisme de leur éruption quelquefois herpétiforme (maladie de Duhring), soit herpétiforme vraie, soit érithémato-urticarienne circinée, soit circonscrite, le plus souvent quelconque : érythémateuse, vésiculeuse ou bulleuse.

Ce polymorphisme pouvant intéresser une même éruption ou se manifester d'une éruption à une autre, érythémato-vésiculeuse à l'une, vésiculo-bulleuse à l'autre.

Le plus souvent l'intensité des phénomènes douloureux où prédomine le prurit est telle, qu'ils deviennent le fait primordial de l'affection, et lui donnent une allure absolument solennelle ; aussi peut-on décrire comme type habituel les *dermatites polymorphes douloureuses aiguës*.

Cependant la douleur peut manquer exceptionnellement chez l'adulte, dans la moitié des cas chez l'enfant, et son absence ne doit pas faire conclure à l'impossibilité de classifier ces faits, et les faire regarder comme justiciables d'une place parmi les érythèmes polymorphes. Car les dermatites polymorphes ne sauraient constituer aujourd'hui dans l'esprit de leur créateur, un groupe morbide étroitement limité.

Autour des cas typiques, nettement polymorphes, nettement douloureux, se placent des syndromes moins précis, moins complets, quelquefois indolores pendant toute ou partie de leur évolution, qu'il ne faut plus ranger dans les érythèmes polymorphes.

VIII. — L'éosinophilie ne saurait donner la clef du diagnostic dans les cas difficiles, car on la retrouve dans les deux groupes d'affections, et elle peut manquer au cours des dermatites polymorphes avérées.

Loin de constituer un caractère différentiel entre les dermatoses bulleuses, l'éosinophilie paraît fournir la preuve qu'elles ne sont que des modalités cliniques, plus ou moins éloignées d'une même maladie, et confirme la notion des faits de passage qui relient entre eux des états morbides divers se présentant avec les attributs des réactions cutanées.

IX. — Il résulte de toute cette étude que l'érythème polymorphe vésiculo-bulleux, tel qu'il a été décrit par l'école française, doit disparaître du cadre nosographique.

BIBLIOGRAPHIE

ALLAN JANMIESON. — Dermatitis herpetiformis. A. Clinical study, avec observation de D. H. chez l'enfant. Edimb. med. Journ., janvier 1891, p. 638.

AUDRY (CH.) ET TOUREY. — Eryth. polym. iris à récidives cataméniales. Bullet. soc. fr. de derm. et syph., 7 janvier 1909, p. 19.

BAZIN. — Leçons théoriques et cliniques sur les aff. cutanées de nature arthritique et dartreuse, 1868, p. 194.

BELLOT (P.) (de Niort). — Eryth. polym. à forme bulleuse Journ. de méd. et chirurgie pratiques, 25 sept. 1906, p. 689.

BESNIER. — Pathogénie des érythèmes. Annales de Dermat., 1890, p. 1.

BONNET. — Sur une forme d'érythème exsudatif paraissant propre aux grands alcooliques. Lyon médical, 4 juillet 1909, p. 3.

BOWEN. — 6 cas de D. bull. après vaccination ressemblant à la D. H. J. of. Cutan. Dis. sept. 1901, p. 401.

— Dermat. Herp. in children. Journal of cutan. Dis. sept. 1905, p. 384.

BROCQ. — De la Derm. herpétif. de Dühring. Annales de derm. et syph., 1888.

— Des faits de passage en Dermatol. Annales de D. et S., 1893.

— Notes sur les dermatites polym. doul. Annales de D. et S., 1898, octobre p. 849, nov. p. 945.

Brocǒ.—Notes sur les éryth. polym. et les derm. pol. doul. Annales de derm. et syph., janvier 1912. Traité élémentaire, 1907, t. II, 165 et suivantes.

Carle et Montagnard. — De l'éosinophilie dans la maladie de Dühring. Lyon médical, 22 sept. 1901.

Darier. — Sur un cas de Derm. H. Eosinophilie. Bulletin S. fr. derm. syph., 11 juin 1896.

Dufour. — Cas de D. H. La Clinique, 1901, n° 30.

Fabre (Paul) (de Commentry). — De l'éryth. polym. exsudatif ou maladie de Hebra, 1883 (monographie).

Fox, Tilbury et Colcott. — Etude clinique sur l'hydroa. Arch. of. derm., janvier 1880, p. 16.

Gaucher, Barbe et Claude. — D. H. Etude microscopique et chimique. Soc. derm. et syph., 13 juin 1895.

Gibert. — Traité pratique des maladies de la peau et syph., 1860, t. I, p. 212.

Hallé (J.). — De la D. H. de Durhing-Brocq chez l'enfant. Archives de médecine des enfants, juillet 1904, p. 305.

Hallopeau et Aine. — Sur un cas de maladie de Dühring-Brocq indolore et variable dans ses manifestations. Bull. soc. fr. derm., 7 déc. 1907, p. 457.

Hardouin.—De la composition de l'urine dans la derm. H. D.

Jacquet. ⸺ Des éryth. polym. Gaz. hôpit., 8 octobre 1887, p. 121. Thèse Paris, 5 juin 1901.

Jourdanet. — Les affections bulleuses de l'enfant en bas-âge. Lyon médical, 20 mai 1906, p. 1013.

Kaposi. — Pathol. et traitement des maladies de la peau. Traduct. et annotation de Besnier et Doijon, 2ᵉ édit., 1891, p. 260 et suivantes.

Lams. — La valeur de l'éosinophilie au p. de vue diagn. en dermat. Rev. méd., mai et juin 1907.

Leloir. — Histol. de l'éryth. polym. Société anat., avril 1884.

Leredde. — Hématodermite d'origine toxique, étude pathog. Pr. médic., 28 déc. 1898, p. 367.

— Sur la Derm. H. de Durhing. Soc. fr. derm., décembre 1902. Ann. de D. et syph., p. 1114.

LEREDDE ET PERRIN. — Les couleurs des vésicules et des bulles au point de vue histologique. Semaine médicale, 27 avril 1895, p. 1888. Annales de derm., 1895, p. 281 et 452.

LEWIN. — Eryth. exsudative multif. *In* Charité Annales, III, 1878.

LOUNAIRE. — Contrib. à l'étude de l'éosinoph. de la D. H. Th., Lyon, 1901.

MEYNET (Paul) ET DEHU (Maurice). — D. H. chez l'enfant. D. H. du Dr Brocq. Ann. de derm. et syph., déc. 1903.

MACKUZIE (Stephen). — Derm. Herp. The Brit. Journal of. Dermat., janvier 1893, p. 1.

MILIAN. — Sympt. nerveux et lymphocytose du liquide céphalo-rachidien de la D. H. de Duhring. Ann. de Derm. et syph., nov. 1902, p. 1012.

MOLÈNES-MAHON (DE). — Contribution à l'étude des maladies infect. De l'éryth. polym. Th., Paris, 1884.

MONISSET ET CHALIER. — Eryth. polym. chez un alcoolique. Lyon médical, 22 août 1909, 323.

NODET. — Contribution à l'étude des éruptions pemphigoïdes aiguës chez l'adulte. Th., Lyon, 1880.

PIFFART HENRY (G.). — Pemphigus prurigineux. Journal of cut. und gén. ur. dis., avril 1890, 121. Ann. de derm., 7 juin 1890.

PRINGLE. — D. Herp. D. S. of. L., 9 juillet 1902.

RADELIFFE CROCKER. — D. H. D. S. of. G. B., 23 janv. 1901.

TEISSIER ET SCHAEFFER. — Eryth. polym. (f. bulleux avec complicat. pl. pulm. et cardiaques. Société méd. des H. Paris, 20 mai 1910.

THILLIEZ (A.). — Derm. H. chez l'enfant. Th., Paris, 1885.

TABLE DES MATIÈRES

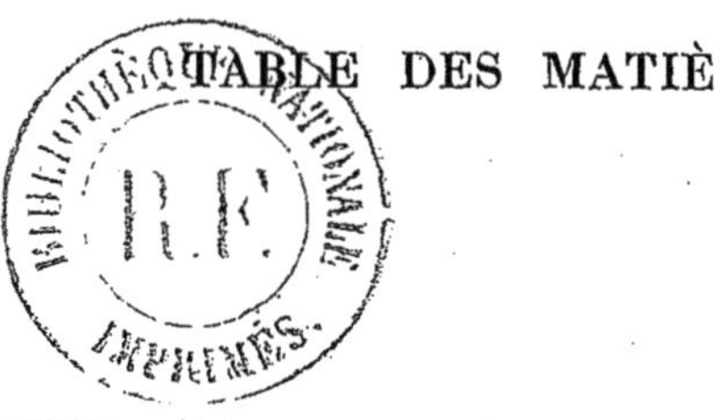

MAYENNE, IMPRIMERIE CHARLES COLIN

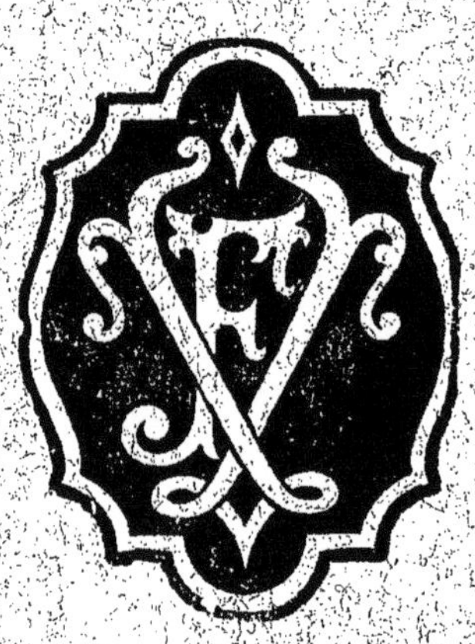

BIBLIOTHEQUE NATIONALE DE FRANCE

3 7531 02946725 6

www.ingramcontent.com/pod-product-compliance
Ingram Content Group UK Ltd.
Pitfield, Milton Keynes, MK11 3LW, UK
UKHW020209130726
13696UKWH00002B/818

9 782019 241032